卧床患者常见并发症护理规范工作手册

主　编　吴欣娟

副主编　张晓静　孙　红

人民卫生出版社

图书在版编目（CIP）数据

卧床患者常见并发症护理规范工作手册/吴欣娟主编.—北京：人民卫生出版社，2018

ISBN 978-7-117-26240-8

Ⅰ.①卧… Ⅱ.①吴… Ⅲ.①常见病-并发症-护理-手册 Ⅳ.①R47-62

中国版本图书馆 CIP 数据核字（2018）第 060076 号

| 人卫智网 | www.ipmph.com | 医学教育、学术、考试、健康，购书智慧智能综合服务平台 |
| 人卫官网 | www.pmph.com | 人卫官方资讯发布平台 |

卧床患者常见并发症护理规范工作手册

主　　编：吴欣娟
出版发行：人民卫生出版社（中继线 010-59780011）
地　　址：北京市朝阳区潘家园南里 19 号
邮　　编：100021
E - mail：pmph @ pmph.com
购书热线：010-59787592　010-59787584　010-65264830
印　　刷：三河市潮河印业有限公司
经　　销：新华书店
开　　本：787×1092　1/32　印张：6.5
字　　数：130 千字
版　　次：2018 年 3 月第 1 版　2019 年 1 月第 1 版第 4 次印刷
标准书号：ISBN 978-7-117-26240-8/R · 26241
定　　价：58.00 元

打击盗版举报电话：010-59787491　**E-mail**：WQ @ pmph.com
（凡属印装质量问题请与本社市场营销中心联系退换）

编 者

（以姓氏笔画为序）

万 霞（中国医学科学院基础医学研究所）

马玉芬（中国医学科学院北京协和医院）

成守珍（中山大学附属第一医院）

刘 戈（中国医学科学院北京协和医院）

刘 莹（中国医学科学院北京协和医院）

刘义兰（华中科技大学同济医学院附属协和医院）

刘华平（北京协和医学院护理学院）

孙 红（中国医学科学院北京协和医院）

李 真（中国医学科学院北京协和医院）

李芳芳（中国医学科学院北京协和医院）

李艳梅（中国医学科学院北京协和医院）

吴欣娟（中国医学科学院北京协和医院）

宋葆云（河南省人民医院）

张晓静（中国医学科学院北京协和医院）

金静芬（浙江大学医学院附属第二医院）

赵艳伟（中国医学科学院北京协和医院）

曹 晶（中国医学科学院北京协和医院）

焦 静（中国医学科学院北京协和医院）

温贤秀（四川省医学科学院四川省人民医院）

薄海欣（中国医学科学院北京协和医院）

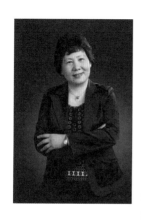

吴欣娟，主任护师，教授，博士生导师，国际红十字会第43届南丁格尔奖章和2016年度"泰国王太后护理奖"获得者。现任北京协和医院护理部主任、北京协和医学院护理学院副院长、中华护理学会理事长、国家卫生和计划生育委员会护理标准委员会副主任委员等职。同时担任《中华护理杂志》主编、《中国护理管理》杂志副主编、《护理研究》和《中华现代护理杂志》副总编等。

从事护理工作30余年，致力于推进护理改革与学科发展，主编专业书籍50余部，发表专业学术论文80余篇，承担"国家卫生计生委公益性行业科研专项"等科研课题二十余项。作为第一完成人，获"中华护理学会科技奖"一等奖、二等奖，"中国医院协会医院科技创新奖"一等奖、三等奖。

1. 扫描封底圆形图标中的二维码，登录图书增值服务激活平台。

2. 刮开并输入激活码，激活增值服务。

3. 下载"人卫图书增值"客户端。

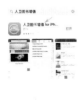

4. 使用客户端"扫码"功能，扫描图书中二维码即可快速查看网络增值服务内容。

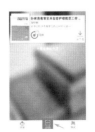

　　随着人口老龄化和人群疾病病谱的改变，卧床患者日益增多。卧床患者容易发生压疮、下肢深静脉血栓形成、肺部感染、泌尿系统感染等并发症。这些常见并发症的发生，导致患者住院时间延长，疾病费用增加，也加重了患者的身心痛苦。采取规范、有效的护理措施可以预防以上并发症的发生，因此，卧床常见并发症需要得到临床医务人员更多的重视。

　　压疮是卧床患者较为常见的健康问题。卧床患者皮肤长期受压，并且常合并营养不良等问题，更易发生压疮。深静脉血栓形成是指血液在深静脉管腔内异常的凝结，属于静脉回流障碍性疾病，本规范中特指下肢深静脉血栓形成。长期卧床的患者，因其活动量减少，血液流速减慢等原因，形成血栓的危险性增加。肺部感染是指终末气道、肺泡及肺间质的炎症，临床中以肺炎最为多见。长期卧床患者由于存在活动能力下降、咳嗽反射减弱等因素，呼吸道分泌物不容易被及时排出体外，分泌物随重力作用流向肺底，从而容易诱发肺部感染。泌尿系统感染也是卧床患者中常见并发症之一。卧床患者肾血流量减慢、膀胱不易排空，以及机体免疫力低下、部分患者留置导尿管等因素，都易诱发泌尿系统感染。

护士是应对卧床患者常见并发症的主力军。研究表明，对发生卧床并发症高风险的患者施以有效的预防措施可降低并发症的发生率。本书选取了以上四种常见卧床并发症，基于国内、外相关指南及文献，并经过多次国内护理专家会议讨论，从风险评估、预防护理等方面提出了指导性建议，以期为广大护理人员提供参考和借鉴。同时，本书受到了国家卫生和计划生育委员会公益性行业科研专项项目的资助（项目编号：201502017），在此一并表示感谢！

吴欣娟

2017 年 12 月

目　录

第五篇

延伸护理服务规范 · 176

附录 · 183

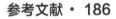

参考文献 · 186

第一篇

压疮护理规范

压疮是指发生在皮肤、皮下组织的局限性损伤，通常发生在骨隆突部位或与医疗器械接触的部位，可表现为完整的皮肤或开放性溃疡，可能伴有疼痛感。剧烈、长期的压力或压力合并剪切力可导致压疮发生，微环境、营养状况、组织灌注和合并症等因素也会影响局部组织对压力和剪切力的耐受程度进而增加压疮发生风险。

知识拓展

压疮概念的演变

"压疮"早期被称为"褥疮"（bedsore, pressure sore, decubitus ulcer）。1989年美国压疮咨询委员会提出"压疮（pressure ulcer）"这一术语，由于"压疮"仅表示溃疡性伤口，但发生压疮部位皮肤可能是完整的，容易造成误解。2016年，美国压疮咨询委员会在官方声明中提出更名为"压力性损伤（pressure injury）"，考虑到目前更新的国际指南中仍为"pressure ulcer"，因此在本书中仍使用"压疮"这一名词。

一　压疮的分期

美国压疮咨询委员会（National Pressure Ulcer Advisory Panel，NPUAP）、欧洲压疮咨询委员会（European Pressure Ulcer Advisory Panel，EPUAP）是国际权威的压疮学术组织，针对压疮进行了长期、深入探究。2016 年，美国压疮咨询委员会对压疮分期的判断标准进行了更新，将压疮分为 1 至 4 期压疮、不可分期压疮、深部组织损伤期压疮、黏膜压疮。

注：各压疮组织解剖示意图均在征得美国压疮咨询委员会、欧洲压疮咨询委员会同意并授权后引用。

【1 期压疮】

皮肤完整，局部皮肤颜色、温度、硬度发生变化。

若发生 1 期压疮，压疮部位皮肤是完整的，出现指压不变白的红斑（图 1-1、图 1-2）；若肤色较深，可能观察不到此种改变。另外，与皮肤颜色变化相比，感觉、皮温、硬度的改变可能更早出现。

注：若皮肤出现深红色、紫色、栗色等颜色改变，提示可能发生了深部组织损伤期压疮。

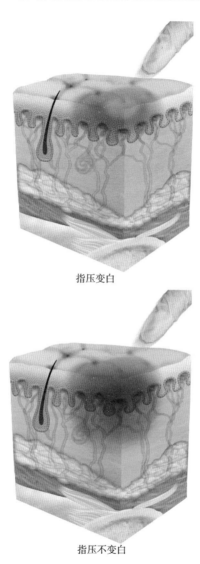

指压变白

指压不变白

图 1-1　指压变白和指压不变白的鉴别

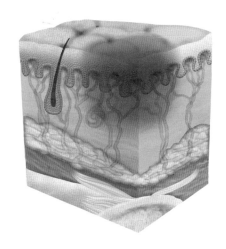

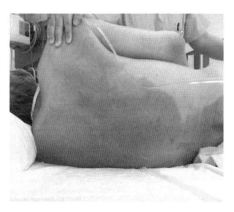

图 1-2 1 期压疮

【2 期压疮】

部分皮层缺失伴真皮层暴露。

若发生 2 期压疮，压疮部位部分皮层缺失伴随真皮层暴露，但未暴露脂肪层或更深的组织。可表现为完整的或破溃的浆液性水疱；或表现为浅表的粉红色或红色的开放性溃疡，未形成肉芽组织、腐肉、焦痂（图1-3）。

注意：如果局部组织出现瘀伤，提示深部组织损伤期压疮。

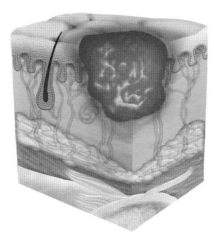

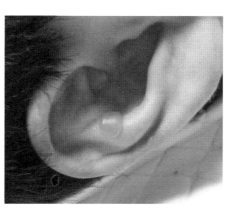

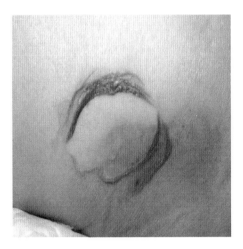

图 1-3　2 期压疮

【3 期压疮】

全层皮肤缺损。

若发生 3 期压疮，压疮部位皮肤全层缺失，可见皮下脂肪，但未暴露筋膜、肌肉、肌腱、韧带、骨骼。常伴有肉芽组织、伤口边缘内卷形成，可有腐肉、焦痂、窦道、潜行形成（图 1-4）。压疮深度根据解剖部位不同有所变化，脂肪较多的部位压疮伤口可能较深。

注意： 若腐肉或焦痂掩盖组织缺损的深度，则为不可分期压疮。

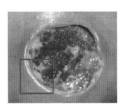

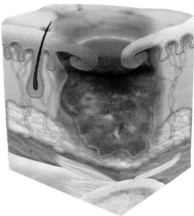

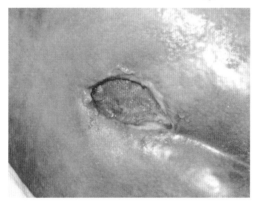

图1-4 3期压疮

【4 期压疮】

全层皮肤和组织缺失。

若发生 4 期压疮，压疮部位全层皮肤和皮下组织缺失，伴有筋膜、肌肉、肌腱、韧带、软骨或骨骼的暴露，常伴有肉芽组织、伤口边缘内卷形成，可有腐肉和焦痂，常伴窦道、潜行。可能引发骨髓炎（图 1-5）。压疮深度根据解剖部位不同有所变化。

注意： 若腐肉或焦痂掩盖组织缺损的深度，则为不可分期压疮。

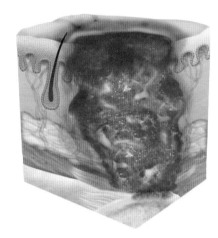

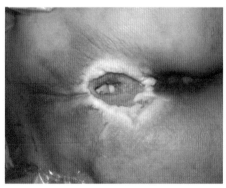

图 1-5　4 期压疮

【不可分期压疮】

全层皮肤和组织缺失，损伤程度被掩盖。

压疮部位全层皮肤和组织缺失，伤口由于被腐肉、焦痂掩盖不能确定组织缺失程度（图 1-6）。当把这些腐肉、焦痂去除时，才能判断是 3 期压疮还是 4 期压疮。

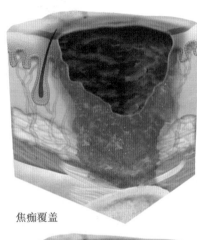

焦痂覆盖

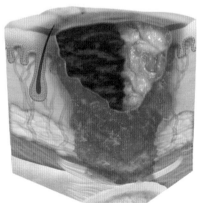

焦痂、腐肉并存覆盖

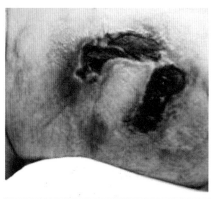

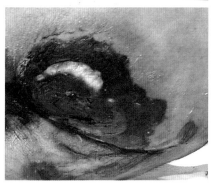

图 1-6 不可分期压疮

【深部组织损伤期压疮】

持续指压不变白的深红色、紫色等颜色变化。

压疮部位皮肤完整，可出现持续指压不变白的深红色、紫色、栗色等颜色改变，或出现表皮分离、暴露出深色伤口创面或形成充血水疱（图 1-7）。若肤色较深，可能观察不到此种改变。另外，与皮肤颜色变化相比，感觉、皮温、硬度的改变可能更早出现。该期伤口可迅速发展并暴露出组织缺失的实际程度，也可能发生组织溶解而不伴有组织缺失。

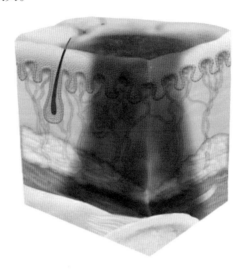

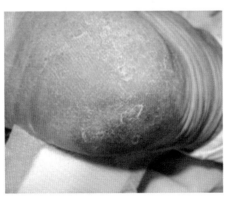

图 1-7 深部组织损伤期压疮

【黏膜压疮】

　　若压疮发生在相应黏膜部位，又可称为黏膜压疮（图1-8），此类压疮的解剖结构无法应用上述分期系统进行分期，因此黏膜压疮不进行分期。

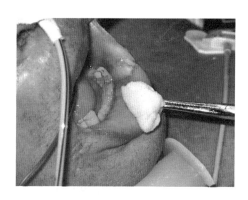

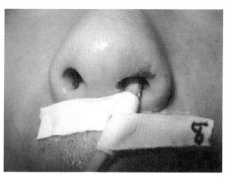

图 1-8　黏膜压疮

知识拓展

压疮的鉴别诊断

一些其他原因引起的皮肤损伤可能与压疮的外观表现相似，需加以鉴别。

1. 失禁相关性皮炎（incontinence-associated dermatitis, IAD） 指皮肤长期暴露在尿液、粪便中所导致的皮肤炎症，其表现为皮肤表面有红疹或水疱，或伴浆液性渗出、糜烂、皮肤二重感染，易与2期压疮混淆。

2. 疾病相关性皮肤损伤 如动、静脉溃疡，免疫系统疾病所致皮肤损伤，皮肤疾病所致皮炎或表皮脱落等，神经系统疾病引起的皮肤溃疡。

3. 医用粘胶所致皮肤损伤 胶布粘贴或撕脱所致。

4. 其他皮肤损伤 如创伤、抓伤、烫伤。

二、危险因素及评估

压疮的发生受到多种危险因素的共同作用，可将其分为外源性因素、内源性因素及其他因素。

【危险因素】

（一）外源性因素

即外界作用于皮肤和皮下组织的机械力（图1-9）。

1. 垂直压力 指局部组织受到的持续性垂直压力。常见于平卧位时骶尾部、足跟部。

2. 剪切力 由两层组织相邻表面间的滑行造成的相对移位产生，由压力和摩擦力的共同作用形成，与体位关系密切。常见于半坐卧位时坐骨结节部。

3. 摩擦力 皮肤与接触面发生相对运动所产生的阻碍运动的作用力。常发生于使用拖、拉、拽方式协助患者移动身体时。

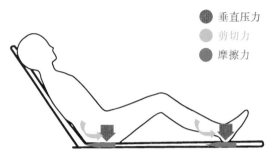

图 1-9 垂直压力、剪切力、摩擦力

（二）内源性因素

使皮肤和皮下组织抵抗外界机械力的能力减弱。

1. 行动和行为受限 为压疮发生的必要条件。

2. 感觉障碍 如患有痴呆、脊髓损伤等神经系统疾病。

3. 自身疾病 如患有心血管疾病、糖尿病、免疫系统疾病等。

4. 高龄。

5. 营养不良。

6. 组织灌注差。

7. 皮肤潮湿。

8. 体温过高或过低。

9. 心理应激。

（三）其他因素

1. 使用药物　如应用激素、镇静药物、麻醉药物等。

2. 使用医疗器械　由于使用用于诊断或治疗的医疗器械而导致的压疮即为医疗器械相关性压疮，损伤部位形状通常与医疗器械形状一致，如使用弹力袜、吸氧装置、气管插管及其固定支架、各类动静脉导管、各种引流管等。

【风险评估】

20世纪60年代起至今，国内、外学者研制了多种压疮风险评估工具，可对压疮相关的主要危险因素进行定性、定量的综合分析，协助临床工作者准确预测评估对象发生压疮的风险，从而针对高危患者实施重点预防。其中，Braden量表、Norton量表和Waterlow量表在全球范围内应用较为广泛。

（一）Braden压疮风险评估量表

Braden量表是目前国内、外应用最为广泛的压疮风险评估工具。由Braden和Bergstrom于1987年研制。为了提高Braden量表的预测性和普适性，许多学者对Braden量表进行了进一步研究和修订。

1. 适用人群　适用于老年人及内、外科成年患者，但不能单独用于手术患者的压疮风险因素评估。

2. 得分范围及风险级别　得分范围为6～23分，得分越低，说明发生压疮的风险越高。≥19分为无风险，15～18分为低危，13～14分为中危，10～12分为高危，≤9分为极高危。

3. 评估频率

（1）首次评估：常规入院的患者，应在入院 2 小时内完成压疮风险评估；对于危重症患者，建议先行抢救等首要治疗操作，待病情稳定后尽快完成压疮风险评估。

（2）再次评估：根据 Braden 评分情况决定评估频率。如 Braden 评分 ≥ 13 分，推荐至少每周评估一次；Braden 评分 ≤ 12 分，推荐至少每 72 小时评估一次。

（3）病情变化时随时评估：由于病情变化导致患者发生压疮的危险因素改变时，应随时评估。

4. Braden 量表内容及评估标准（表 1-1）

（二）其他压疮风险评估工具

1. Norton 量表　20 世纪 60 年代，Norton 根据针对老年人压疮发生特点的调查研究结果研制了 Norton 量表。此量表包括身体状况、精神状况、活动能力、移动能力、失禁情况 5 个评估项目，采用 Likert 4 级评分，总分值范围为 5～20 分，Norton 于 1989 年将 Norton 量表的诊断界值由 14 分调整至 16 分。目前多应用于评估老年住院患者的压疮发生风险。

2. Waterlow 量表　1984 年，Waterlow 发展了该量表。此量表涵盖了性别和年龄、体质指数、皮肤类型、运动能力、失禁情况、营养状况 6 个主要评估项目，除此之外还针对神经系统缺陷、手术情况、组织营养状况、特殊用药 4 个项目进行评估，量表中涉及的危险因素更加全面。总分 4～40 分，分值越高，表示压疮发生的风险越大。Waterlow

表 1-1　Braden 量表内容及评估标准

评分内容	评估计分标准			
	1 分	2 分	3 分	4 分
感知能力：对压疮导致的不适的感觉能力	完全受限：①由于意识丧失或者镇静作用，对疼痛刺激无任何反应（呻吟、退缩或抓握等反应）；②绝大部分体表无法感知到疼痛刺激	十分受限：①接受到疼痛刺激时，只有呻吟或抵抗的反应，但不能表达出不适；②2 处以上的肢体感觉疼痛和不适的能力受限	轻度受限：①对口头语言有反应但不能表达出不适或要求移动翻身的意愿；②有轻微感觉受损，1～2 处肢体感觉疼痛或不适的能力受限	未受损害：对口头语言有反应，没有感觉受损，感受和表达疼痛与不适的能力正常
潮湿程度：皮肤暴露在潮湿环境的程度	持久潮湿：皮肤几乎一直处于潮湿状态，每次给患者翻身时均可见皮肤潮湿	非常潮湿：皮肤经常潮湿，床单至少每班要更换一次	偶尔潮湿：皮肤偶尔潮湿，大约每天要更换一次床单	很少潮湿：皮肤干燥，床单只需要按照正常更换

评分内容	评估计分标准			
	1分	2分	3分	4分
活动能力：身体活动程度	卧床不起：活动范围限制在床上	局限于椅：无行走能力行走能力严重受限，无法承受自己的体重，或需协助才能坐到椅子或轮椅上	偶尔步行：白天在协助或者没有协助下偶尔短距离步行。每次移动大都在床上或椅子上	经常步行：白天在协助或者没有协助下，户外步行至少一天2次，室内行走至少每2小时一次
移动能力：更换和控制体位的能力	完全受限：不能独立进行任何身体或者肢体微小的位置改变	严重受限：偶尔（>2小时/次）能够轻微调整身体或肢体位置（无法达到更换体位的要求，仅是水平或较小幅度改变身体位置）	轻度受限：能够经常（≤2小时/次）独立地进行能够轻微调整身体或肢体位置（无法达到更换体位的要求，仅是水平或较小幅度改变身体位置）	不受限：能够在没有协助的情况下频繁（≤2小时/次）更换体位

续表

评分内容	评估计分标准			
	1分	2分	3分	4分
营养摄取能力：通常的进食形态	非常差：从未吃过整餐，摄入量小于既往正常量的1/3，每天吃两餐，缺少蛋白质（肉或奶制品）摄入，液体摄入量少，没有补充每日规定量以外的液体；或出现禁食状态；或清流质饮食状态；或静脉输液≥5天	可能不足：很少吃完一餐，通常每餐摄入量少于既往正常量的1/2，每天蛋白质摄入仅仅是每日三餐中的肉或奶制品，偶尔补充食物，偶尔肠内/肠外营养支持，但尚未满足营养需要	充足：每餐能吃完既往1/2的食物，每日吃四餐含肉或奶制品的食物，偶尔会拒吃一餐，但通常会接受补充食物；肠内/肠外营养支持，可满足大部分营养需要	丰富：吃完每餐每餐食物，从不拒绝食物，通常每日进食四餐或更多次吃肉或奶制品的食物，偶尔在两餐之间吃点食物，不需要额外补充营养

续表

评分内容	评估计分标准			
	1分	2分	3分	4分
摩擦力和剪切力	有问题：要中度或较大的协助才能移动患者；完全托起，皮肤与床单会产生摩擦；患者坐床上或椅子时经常向下滑动；肌肉痉挛、强直性收缩或躁动不安时会产生持续存在的摩擦力	有潜在问题：移动较无力或需要较少的协助；在移动患者期间，皮肤可能在床单、椅子约束带或其他装置于约束带或其他装置上滑动；在床上或椅子间能保持大部分时间良好的体位，但偶尔会向下滑动	无明显问题：在床上或椅子上能够独立移动；移动期间有足够的肌力完全抬举身体及肢体；在床上和椅子上的所有时间内都能保持良好的体位	

根据总分值不同划分了三个风险等级：10～14 分提示有发生压疮的轻度风险，15～19 分提示有高度风险，20 分以上提示极度风险。目前 Waterlow 量表在手术患者中的评估效果尚未得到证实，部分研究者认为 Waterlow 量表预测性较好，但特异性较局限，易造成假阳性结果。

（三）营养评估

营养不良是发生压疮的重要危险因素，对于有发生压疮风险的患者，应积极评估患者的营养状况。

1. 营养状况评估指标

（1）体质指数（body mass index，BMI）：BMI＝体重（kg）/［身高（m）］^{2}，理想值介于 18.5～23.9，低于 18.5 为偏瘦，≥24 为超重。

（2）近期有明显的体重下降：1 个月内体重下降≥5%，6 个月内体重下降≥10%。

（3）独立进食的能力，如咀嚼能力、是否接受肠内营养治疗或肠外营养治疗等。

（4）实验室检查指标

1）血清白蛋白：血清白蛋白＜35g/L 提示低蛋白血症。在欧洲临床营养和代谢学会（the European Society for Clinical Nutrition and Metabolism，ESPEN）发布的专家意见共识中，不推荐将其单独作为营养状况评定指标。

2）血红蛋白：若男性血红蛋白＜120g/L，女性血红蛋白＜110g/L，提示贫血。

2. 营养不良风险评估工具 对于有发生压疮风险的患者或有压疮的患者，应使用筛查工具评估营养风险状态，来判断患者是否存在营养不良风险。目前应用于临床的营养不良风险评估工具种类较多，不同工具有着不同的适用人群，如 NRS-2002 作为其中一种综合性评估工具，评估内容简单，显示出较好的评估效果（附录 1）。

三 预防措施

压疮的预防是一个综合过程，对患者进行整体评估后，应针对患者存在的危险因素，联合使用以下预防措施。

【皮肤观察及护理】

皮肤护理主要目的是通过减少机械力对皮肤组织的伤害，避免皮肤受浸渍或出现过于干燥的情况，进而降低压疮发生风险。

（一）皮肤观察

1. 观察内容　在压疮形成初期，与周围皮肤相比，除颜色变化外，温度、硬度、局部疼痛等组织一致性的改变是早期识别的重要指标，应全面记录：①颜色（局部皮肤指压不变白的表现）；②皮温变化；③水肿；④硬结；⑤局部疼痛。

2. 观察频率

（1）对于常规入院患者，应尽量在入院 2 小时内完成皮肤情况评估；对于危重症患者，建议先行抢救等首要治疗操作，待病情稳定后尽快完成皮肤评估。

（2）对于有发生压疮风险的患者（如经 Braden 量表

评估后评分≤18分的患者），应至少每班检查患者皮肤，两班护士需交接患者皮肤情况，必要时进行记录。

（3）每次协助患者更换体位或更换敷料时观察皮肤情况。

（4）患者病情变化时，随时观察皮肤情况。

（5）在患者手术后、转科后、出院前应观察皮肤情况。

（6）若患者使用医疗器械，建议至少每天观察2次与医疗器械接触部位及周围皮肤情况；若患者出现局部或全身水肿，建议至少每天观察3次与医疗器械接触部位皮肤。

3. 注意事项

（1）可使用指压法或透明压疮板法评估红斑区域皮肤是否变白（图1-1）。

（2）指压法：将一根手指压在红斑区域3秒，移开手指，评估红斑处皮肤是否变白。

（3）透明压疮板法：使用一个透明板，向红斑区域均匀施以压力，施压期间观察透明板下的皮肤是否变白。

4. 观察部位　全面观察患者整体皮肤情况，但由于骨隆突处皮肤是压疮的好发部位，应特别关注不同体位下的骨隆突处皮肤（图1-10）。

（1）平卧位时：枕骨隆突部、肩胛部、脊椎隆突处、肘部、骶尾部、足跟部。

（2）俯卧位时：额部、耳廓、面颊、鼻、下颌部、肘部、胸部（女性乳房）、肩峰部、髂嵴部、男性生殖器、膝部、脚趾。

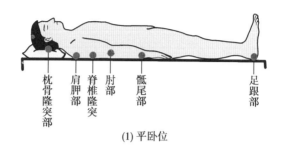

枕骨隆突部 肩胛部 脊椎隆突 肘部 骶尾部 足跟部

(1) 平卧位

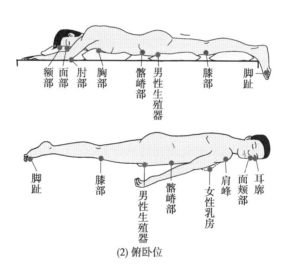

额部 面部 肘部 胸部 髂嵴部 男性生殖器 膝部 脚趾

脚趾 膝部 男性生殖器 髂嵴部 女性乳房 肩峰 面颊部 耳廓

(2) 俯卧位

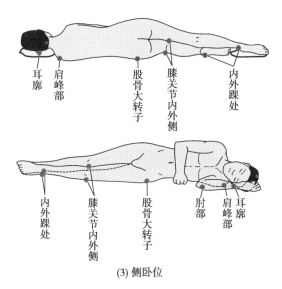

(3) 侧卧位

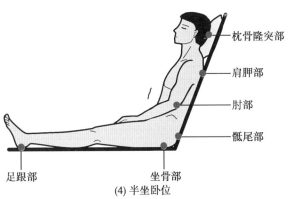

(4) 半坐卧位

图 1-10 不同体位下压疮好发部位

（3）侧卧位时：耳廓、肩峰部、肘部、股骨大转子处、膝关节内外侧、内外踝处。

（4）半坐卧位时：枕骨隆突部、肩胛部、肘部、骶尾部、坐骨结节部、足跟部。

（5）使用医疗器械时，应关注与医疗器械接触部位及周围皮肤和黏膜状况。

（二）保持皮肤清洁、干燥

1. 皮肤接触污物后，应及时使用清水或 pH 为中性的、温和的清洁剂清洗（注意：避免使用肥皂水）。

2. 对于大、小便失禁的患者，应及时去除污物并清洁皮肤，避免皮肤受到浸渍。

3. 可在易受浸渍的皮肤部位应用皮肤保护膜。

4. 对于过于干燥的皮肤，可使用护肤品，保持皮肤适度湿润。

5. 注意：对于有发生压疮风险的患者，不可按摩或用力擦洗骨隆突处皮肤，不能将发热装置（如热水瓶、热垫、电褥子、烤灯等）与皮肤表面直接接触。

【营养支持】

根据营养评估结果，判断患者的营养需求、进食途径和护理目标，由医护人员制订并记录个体化营养干预计划。

1. 对于存在发生压疮风险的患者，应积极向患者及其照顾者提供个体化饮食指导，鼓励患者摄入平衡膳食：充足的水分、维生素、矿物质、充足的热量、蛋白质〔对于伴有急、慢性疾病等可能存在营养不良情况的患者，推荐蛋白质摄取量在 1.25~1.5g/（kg·d）；对于伴有严重疾病或外伤的患者，推荐蛋白质摄取量在 2g/（kg·d）〕。

2. 若所摄取膳食无法满足营养需求或饮食结构过于单一，应由专业人员为其提供高热量、高蛋白或富含维生素及矿物质的口服营养补充制剂。

3. 若通过饮食调整无法纠正患者的营养不良风险或营养不良情况，应由专业人员为其提供肠外、肠内营养支持。

【体位变换及早期活动】

除患者存在禁忌证的情况外，应指导或协助有压疮发生风险的患者进行体位更换（操作步骤可参见常用护理技术——体位摆放及体位更换技术）。鼓励患者最大限度地活动肢体甚至尽早下床活动。

（一）体位变换

1. 体位变换方法

（1）对于卧床患者

1）若患者病情允许，可选择侧卧位（背部与水平床面夹角呈 30°~40°），右侧、仰卧、左侧交替进行体位变换。

2）除病情需要外，尽量避免患者长时间处于床头抬高超过30°体位、90°侧卧位，若患者有能力在床上坐起，尽量避免采取半坐卧位或低头垂肩倚靠的姿势。

3）若因医疗或进食等需求，需摇高床头超过30°，可协助患者采取半坐卧位。注意：先摇高床尾至一定高度，再摇高床头。没有条件摇高床尾时，可在臀部下方及腘窝处放置软枕等减压工具。

4）预防足跟部压疮：①确保足跟不和床面接触，即避免足跟受到机械力作用，做到"悬浮的足跟"。②可把软枕等减压工具垫在小腿下以抬高足跟，注意减压工具应沿小腿全长垫起，避免出现高压区域。③若无法把腿放在软枕等减压工具上，建议使用其他足跟托起用具抬高足跟。④注意保持膝关节呈轻度屈曲，以避免腘静脉受压导致深静脉血栓发生风险增加。

（2）对于坐位患者

1）患者乘坐轮椅时，应确保双足得到支撑（可直接放在地上、脚凳上或踏板上）；若双足无法触及踏板，勿使用抬高型脚蹬，可调整踏板高度，保持大腿略低于水平位置，即腘窝角度大于90°。

2）患者处于坐位时，可选择靠背向后倾斜的椅子或调整靠背向后倾斜（20°为宜）。

3）指导有活动能力的患者进行自我减压：可用手撑在扶手或坐垫上，将臀部腾空；身体躯干前倾并依靠在下肢，或者倾靠在一边再斜靠在另一边。对于无法独立减压的患者，定时协助其变换体位。

（3）注意事项

1）及时评估更换体位后是否达到解除压力或压力重新分布的目的，避免骨隆突处皮肤继续受压。

2）掌握正确移动患者的技巧，避免拖、拉、推、拽等动作。

3）避免患者皮肤与管路、引流设备等医疗器械直接接触，避免将便盆长时间放置在患者臀下。

　　4）为危重患者变换体位时，注意密切观察病情。

　　2. 体位变换频率

　　（1）根据具体情况制订体位变换方案，如患者活动及移动能力、舒适度、皮肤情况、使用的床垫材质等。

　　（2）卧床患者：若患者使用普通床垫、减压床垫等（除高规格弹性泡沫床垫外），至少每2小时变换一次体位；若病情允许且患者使用高规格弹性泡沫床垫时，可延长至每4小时变换一次体位。

　　（3）坐位患者：建议患者持续坐位时间≤2小时。对于采取坐位时间较长的患者，若未使用减压装置，每15~30分钟应协助或指导患者减压15~30秒，每1小时减压60秒；若使用了减压坐垫，可延长至每2小时更换一次体位。

　　（二）早期活动

　　根据患者的耐受程度、病情需要为其制订活动计划。若患者病情允许，可鼓励卧床患者尽早下床活动；对于无法下床活动的患者，应指导患者进行床上活动，尽快进行肢体功能锻炼。

　　【使用减压工具】

　　（一）减压工具种类

　　1. 局部减压工具　如翻身枕（图1-11）、防压疮脂肪垫（图1-12）、软垫、水枕、医用羊皮垫等。

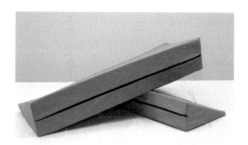

图 1-11 翻身枕

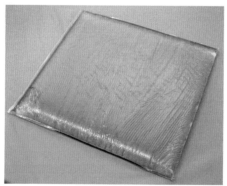

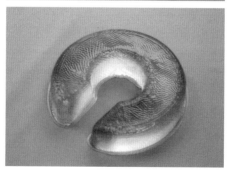

图 1-12 防压疮脂肪垫

2. 全身性减压装置　如间歇充气床垫（图 1-13）、高规格弹性泡沫床垫（图 1-14）、防压疮脂肪床垫、医用羊皮床垫等。

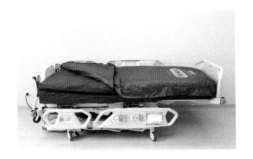

图 1-13　间歇充气床垫

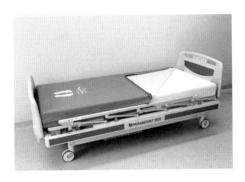

图 1-14　高规格弹性泡沫床垫

（二）选择合适的减压工具

1. 选择减压工具的原则

（1）根据现有的护理条件。

（2）考虑需要减压的部位。

（3）明确减压工具的功能

2. 对于卧床患者　推荐使用高规格弹性泡沫床垫，也可使用气垫床、交替充气压力床垫、防压疮脂肪床垫等减压床垫。

3. 对于坐位患者　推荐使用减压坐垫，另外可选择可拉伸、透气、散热性能良好且贴合身体轮廓的坐垫罩。

4. 不建议使用下列减压工具来抬高足跟　①纸板；②环形器械（气垫圈）；③静脉输液袋；④充水手套；⑤合成羊皮垫。

（三）注意事项

1. 应用减压床垫时，禁止放置过多的软垫或衣物。

2. 局部减压工具必须放在床垫之上。

3. 在骶尾部应用局部减压用具时，注意勿使用环形垫。

4. 可在减压工具外层覆盖透气性好的外罩以减少皮肤潮湿风险。

5. 应用固定性差的局部减压垫时，应注意避免患者出现坠床问题。

6. 为患者更换体位或转移患者后，应再次评估减压工具的有效性。

7. 参照说明书，确认减压工具且功能正常。

【应用预防性敷料】

聚氨酯泡沫敷料、硅胶泡沫敷料是常用的预防性敷料。可将聚氨酯泡沫敷料应用在经常受到摩擦力、剪切力作用的骨隆突处或与医疗器械接触部位皮肤，对于水肿或脆弱的皮肤部位，可应用硅胶泡沫敷料。

（一）选择预防性敷料的原则

1. 控制微环境的能力（保温性、保湿性、透气性）。

2. 形态符合贴敷部位特点。

3. 合适的敷料尺寸。

4. 贴敷性好，粘性小。

5. 便于观察贴敷处皮肤情况。

（二）注意事项

1. 定期观察皮肤情况。

2. 若敷料出现破损、错位、松动或过湿，应立即予以更换。

3. 将敷料应用在与医疗器械接触部位皮肤时，对密闭性要求较高，应考虑敷料厚度。

4. 在使用粘胶类敷料时，应考虑去除敷料时是否会对皮肤造成伤害，可使用粘胶去除剂或采取顺毛发平行 0° 方向移除敷料。

【预防医疗器械相关压疮】

1. 确保医疗器械型号正确且佩戴适合，使医疗器械所致的压力和剪切力得到合理分布。

2. 密切观察与医疗器械接触部位及周围皮肤情况。

3. 合理使用泡沫敷料、水胶体敷料等减压工具预防医疗器械相关性压疮。

4. 保持与医疗器械接触部位的皮肤微环境（温度、湿度、透气性）适宜。

5. 若情况允许，应尽早去除可能引起压疮的医疗器械。

四、护理措施

压疮的发生与患者自身身体状态密切相关，即使及时采取了规范的预防措施，患者仍然有可能不可避免地发生压疮。患者发生压疮后，应在伤口造口师的指导下积极采取针对性护理措施，以促进压疮好转或痊愈。

【压疮评估及描述】

患者发生压疮后，应全面、系统地评估并完整记录压疮创面情况，持续、动态地监测伤口愈合情况（具体操作步骤参见常用护理技术——压疮伤口护理技术），有利于及时调整压疮治疗方案。

（一）评估压疮创面

1. 压疮的部位

2. 压疮的面积和深度

（1）测量伤口的面积：应以患者身体由头至脚的方向为纵轴，测量伤口的长度；与纵轴垂直的方向为横轴，测量伤口的宽度（图 1-15、图 1-16）。如图 1-17，测得面积（长×宽）为 5.1cm×5.5cm。

（2）测量伤口的深度：对于存在组织缺失的压疮伤口，应测量伤口的深度（图 1-16）。沿着垂直于皮肤表面的方向探测创面的最深处，即为伤口的深度。具体测量时，可使用无菌咽拭子、探针工具探查伤口基底各个部位以判断有无潜行、窦道并记录。如图 1-18，测得深度为 2.0cm。

（3）注意事项：①应充分清洁覆盖伤口表面的腐肉及脓性分泌物；②若使用相机拍照记录，注意每次拍照的距离、角度、光线一致，另外由于患者体位不同可能导致软组织扭曲，因此每次评估时应保持患者体位尽量一致；③可用专用伤口标尺放在伤口旁边拍照记录或采用透明薄膜覆盖在伤口表面，用马克笔描摹的方法记录伤口大小；④每次测量时，尽量采用材质相同的测量物品，应用相同的测量方法。

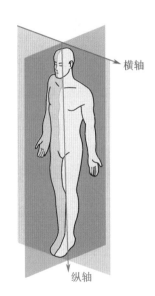

图 1-15　横轴、纵轴示意图

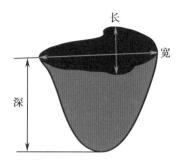

图 1-16 长、宽、深示意图

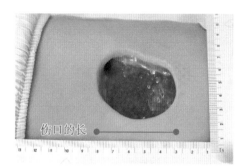

测量长度为5.1cm

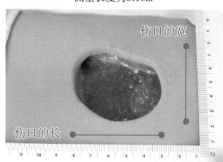

测量宽度为5.5cm

图 1-17 面积测量

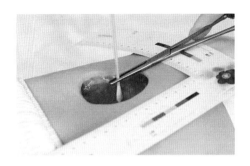

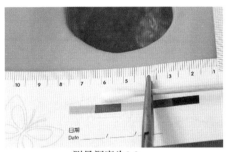

测量深度为2.0cm

图 1-18　深度测量

3. 渗液评估

（1）渗液的颜色、性质：清亮透明黄色（浆液性）、黄色或黄褐色（脓性渗液）、粉血色或红色（浆液、血液混合性渗液）、绿色（绿脓感染性渗液）、乳白色（脓性渗液）。

（2）渗液量：<5ml/24h 为少量渗液（+）；5~10ml/24h 为中等渗液（++）；>10ml/24h 为大量渗液（+++）。

4. 伤口组织类型　红色组织为肉芽组织，淡粉苍白样、过度鲜红水亮或高于皮肤表面的肉芽组织为异常肉芽组织；黄色组织为坏死组织；黑色组织为坏死焦痂。

5. 伤口的气味　如压疮伤口发生厌氧菌感染、铜绿假单胞菌等感染后出现恶臭味，糖尿病患者的压疮伤口会出现酸臭味（烂苹果气味）。

6. 伤口感染　3 期、4 期压疮易发生感染，应及时识别压疮伤口的感染征象。

（1）感染典型症状：为红、肿、热、痛和蜂窝织炎。

（2）感染症状还可表现为：两周内无愈合迹象、有脓性渗出、有新发血性渗出、出现突出或触之易出血的肉芽组织、压疮伤口周围疼痛加重、压疮创面坏死组织增多、有异味等。

（3）当压疮伤口有感染征象或高度怀疑伤口感染时，应对伤口局部进行细菌培养（具体操作步骤参见常用护理技术——压疮伤口护理技术）。

（二）评估压疮创面边缘及周围皮肤

评估压疮创面边缘及周围皮肤是否出现受渗液浸渍、伤口扩大、皮肤软化、形成灰白皮肤样变或色素沉着、过敏反应、压疮伤口周围组织变硬等不利于伤口愈合的表现。

（三）压疮描述及记录

1. 描述格式举例　患者骶尾部存在一处 3 期压疮，伤口大小为 5.1cm×5.5cm×2.0cm（长×宽×深），创面 96% 呈粉红色，4% 呈黄色，在伤口 10 点至 11 点方向有深 2.5cm 窦道（在描述伤口潜行或窦道时采取时钟描述法）。中等渗液量，呈淡黄色、清亮，无异味，周围皮肤未见明显异常，伤口局部细菌培养结果阴性。

2. 记录压疮评估　每次评估伤口时，建议选择恰当的压疮伤口评估记录单系统评估并且详细记录，可参见表 1-2。

表 1-2　压疮伤口评估记录单

床号：_____　　病案号：_____　　姓名：_____
性别：_____　　年龄：_____ 岁　评估者：_____
评估时间：_____

压疮的部位（请填写下列符合描述的选项代号或尽可能准确地用文字描述，代号见附图）： 压疮 1：_____； 压疮 2：_____； 压疮 3：_____	压疮的大小（填写格式为：长 cm×宽 cm×深 cm，请与压疮部位顺序相对应）： 压疮 1：_____ cm×cm　深度：_____ cm； 压疮 2：_____ cm×cm　深度：_____ cm； 压疮 3：_____ cm×cm　深度：_____ cm

伤口分期（若各部位压疮分期不同，请逐一填写，与压疮部位顺序相对应）：

A：1 期压疮；B：2 期压疮；C：3 期压疮；D：4 期压疮；

E：不可分期压疮；F：深部组织损伤期压疮；G：黏膜压膜

压疮 1：　　；压疮 2：　　；压疮 3：

评估内容	压疮 1：	压疮 2：	压疮 3：	压疮 4：
压疮发生日期和来源：	___年__月__日 □无法得知 □院内发生 □院外带入	___年__月__日 □无法得知 □院内发生 □院外带入	___年__月__日 □无法得知 □院内发生 □院外带入	___年__月__日 □无法得知 □院内发生 □院外带入

续表

渗液颜色	□清亮、透明黄色 □黄色、黄褐色 □绿色 □乳白色、浑浊 □粉红色、红色 □其他	□清亮、透明黄色 □黄色、黄褐色 □绿色 □乳白色、浑浊 □粉红色、红色 □其他	□清亮、透明黄色 □黄色、黄褐色 □绿色 □乳白色、浑浊 □粉红色、红色 □其他	□清亮、透明黄色 □黄色、黄褐色 □绿色 □乳白色、浑浊 □粉红色、红色 □其他
渗液性质	□浆液性□黏稠 □稀薄	□浆液性□稀薄 □黏稠	□浆液性□稀薄 □黏稠	□浆液性□稀薄 □黏稠
渗液（量）	□干燥 □低（<5ml/24h） □中（5～10ml/24h） □高（>10ml/24h）	□干燥 □低（<5ml/24h） □中（5～10ml/24h） □高（>10ml/24h）	□干燥 □低（<5ml/24h） □中（5～10ml/24h） □高（>10ml/24h）	□干燥 □低（<5ml/24h） □中（5～10ml/24h） □高（>10ml/24h）
创面组织类型	□坏死(黑色)__% □腐肉(黄色)__% □肉芽(红色)__% □上皮(粉红)__% 其他	□坏死(黑色)__% □腐肉(黄色)__% □肉芽(红色)__% □上皮(粉红)__% 其他	□坏死(黑色)__% □腐肉(黄色)__% □肉芽(红色)__% □上皮(粉红)__% 其他	□坏死(黑色)__% □腐肉(黄色)__% □肉芽(红色)__% □上皮(粉红)__% 其他
伤口气味	□无异常 □有臭味	□无异常 □有臭味	□无异常 □有臭味	□无异常 □有臭味
伤口周围皮肤	□正常 □色素沉着 □皮肤浸渍 □干燥 □红/热 □水肿 □其他：	□正常 □色素沉着 □皮肤浸渍 □干燥 □红/热 □水肿 □其他：	□正常 □色素沉着 □皮肤浸渍 □干燥 □红/热 □水肿 □其他：	□正常 □色素沉着 □皮肤浸渍 □干燥 □红/热 □水肿 □其他：

续表

疼痛	□无　□轻度 □中度□重度	□无　□轻度 □中度□重度	□无　□轻度 □中度□重度	□无　□轻度 □中度□重度

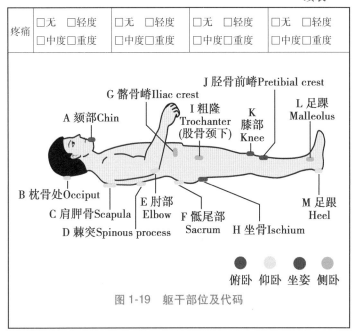

图 1-19　躯干部位及代码

3. 评估频率

（1）初始评估后至少每周系统评估并记录一次，直至压疮创面愈合。

（2）每次更换敷料时，观察压疮创面情况。

【皮肤护理】

对于压疮患者，应保持压疮伤口周围皮肤及身体其余部位皮肤的清洁、干燥（详见预防措施），为减少压疮伤口周围皮肤受到浸渍，也可局部应用液体敷料等。

【加强营养支持】

1. 对于存在营养不良风险的压疮患者，应由医护人员制订并记录营养干预计划。

2. 鼓励患者摄入充足的热量、蛋白质、水分、富含维生素与矿物质的平衡膳食（参加预防措施），对于存在 3 期、4 期压疮或多发压疮的成年患者，还应适量补充精氨酸和微量元素，维持机体正氮平衡；适当补充锌等营养物质促进压疮愈合。

3. 若通过饮食调整方式仍无法纠正患者营养不良风险或营养不良情况，应遵医嘱为有营养不良风险或存在营养不良的患者提供肠外、肠内营养支持。

4. 对患者及其照顾者进行饮食指导。

【协助变换体位】

1. 对于卧床的压疮患者，指导或协助患者正确进行体位更换。

（1）避免已发生压疮的部位继续受压。

（2）避免易发生压疮的皮肤部位持续受压。

（3）根据减压床垫的特征和应用效果决定翻身频率（参见预防措施）。

2. 对于骶尾部、坐骨部发生压疮的患者，指导或协助患者正确进行体位更换。

（1）若患者骶尾部或坐骨部发生压疮，可考虑一定时间内卧床休息以促进骶尾部或坐骨伤口愈合。应尽可能缩短坐位时间，建议把坐位次数限制在每天 3 次，每次 ≤1

小时内。

（2）对于有坐骨压疮的患者，避免采取上身完全直立的坐姿。

【使用减压工具】

对于压疮患者，为其应用有效的减压工具（参见预防措施）。

1. 处于平卧位的压疮患者，应提供合适的局部或全身减压工具。若患者足跟部发生压疮，建议将小腿放在软枕上或使用其他足跟托起用具，使压疮部位完全解除压力。

2. 处于坐位的压疮患者，可使用减压坐垫。

【压疮伤口护理】

（一）使用伤口敷料

使用伤口敷料可预防压疮伤口污染，达到吸收伤口渗液、填塞伤口腔隙、减轻伤口水肿、提供适宜的伤口愈合环境等目的。

1. 理想的敷料应具备的特点

（1）吸收过多的创面渗出液，保持湿润环境。

（2）具备良好的通透性。

（3）不粘连伤口、易移除，避免伤口及周围皮肤机械性损伤。

（4）减少伤口周边皮肤浸渍，避免伤口扩大化。

（5）防止微生物、有害颗粒及其他有害物质污染伤口。

（6）促进自溶性清创。

（7）透明或半透明，可直接观察伤口。

2. 常用敷料类型及特点　每种敷料都有其优、缺点、适用伤口类型及注意事项。需在伤口造口师指导下，参照生产厂商的推荐意见决定敷料的类型、更换频率（表 1-3、表 1-4）。

表 1-3　常用的压疮伤口敷料

1. 水胶体敷料

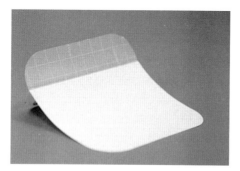

图 1-20　水胶体敷料

（1）优点	（2）缺点
1）可以吸收少量至中量渗液	1）粘连性强
2）能够保持伤口湿度	2）溶解后易与"伤口感染"症状混淆
3）促进自溶性清创	
4）减轻浅表伤口疼痛	3）有异味
（3）使用注意事项	（4）适用的压疮伤口：可用于未感染的压疮伤口
1）禁止用于感染的伤口	
2）去除敷料时，手法应轻柔以减轻皮肤损伤	

续表

2. 水凝胶敷料

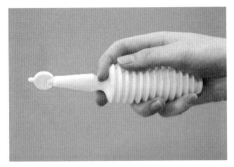

图 1-21 水凝胶敷料

（1）优点	（2）缺点
1）保持伤口湿润	1）无自粘性，需要附加两层敷料（如泡沫敷料、水胶体敷料等）固定
2）减轻浅表伤口疼痛	
3）促进自溶性清创	2）易使伤口周围皮肤受浸渍
（3）适用的压疮伤口	
1）可用于干燥、有焦痂的伤口创面	
2）可用于有窦道的伤口	
3）可用于感染、需要局部清创的伤口	
4）可用于 4 期压疮的肌腱、筋膜上，起到保护作用	

续表

3. 藻酸盐类敷料

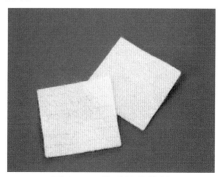

图 1-22 藻酸盐类敷料

（1）优点	（2）缺点：无自粘性，需使用两层敷料
1）止血作用 2）吸收渗液能力较强 3）减轻伤口疼痛 4）保持伤口湿润 5）促进自溶性清创 6）可用于填充伤口	
（3）适用的压疮伤口	（4）使用时的注意事项
1）可用于中度至重度渗液的压疮 2）可作为已感染压疮的辅助治疗	1）不适用于干燥的伤口 2）藻酸盐类敷料被吸收后可形成凝胶，应与伤口渗出液鉴别

续表

	3）在计划更换敷料时间内，若敷料仍呈干燥状态，可考虑延长更换敷料时间 4）不宜直接用于骨膜或肌腱表面，避免引起局部坏死
4. 泡沫敷料 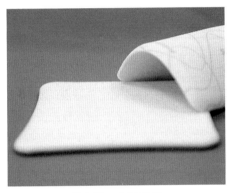 图 1-23　泡沫敷料	
（1）优点 1）可以吸收中量至大量渗液 2）可用于局部减压 3）促进自溶性清创 4）可促进上皮细胞爬行，控制肉芽组织过度生长	（2）适用的压疮伤口：可应用于压疮预防、重度渗液的压疮伤口

续表

5. 硅胶泡沫敷料（软聚硅酮泡沫敷料）

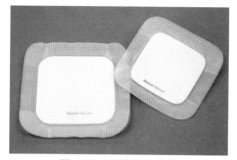

图 1-24　硅胶泡沫敷料

（1）优点 1）可以吸收中量渗液 2）对皮肤损伤小并低敏	（2）缺点：价格昂贵
（3）适用的压疮伤口 1）可用于压疮预防 2）可用于周围组织娇嫩、脆弱的伤口部位	

6. 银离子敷料

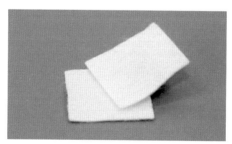

图 1-25　银离子敷料

续表

（1）优点：具有广谱抗菌作用	（2）缺点 1）价格昂贵 2）可能有伤口着色
（3）适用的压疮伤口：可用于处理感染的压疮	（4）使用注意事项 1）长期应用可使伤口细菌产生耐药性，当感染控制，即停止使用 2）不可用于对银离子过敏的患者 3）长期应用可导致肾损伤
7. 纱布敷料	
（1）优点 1）透气性好 2）有一定的保湿能力 3）经济	（2）缺点 1）吸收渗液能力较弱 2）粘连伤口，在移除敷料时可能会造成伤口二次损伤 3）易有残留，易造成伤口感染
（3）适用的压疮伤口：多作为外层敷料配合其他敷料的使用	（4）使用注意事项 1）不适用于表浅的伤口 2）需及时更换以控制渗出 3）当不能使用其他保湿型敷料时，浸湿型纱布优于干纱布 4）不适用于处理已经清洗、清创的压疮伤口

续表

8. 薄膜敷料	
（1）优点 1）保持湿润 2）透明外观 3）自粘的特性	（2）缺点 1）无吸收渗液能力，不适合渗出性伤口 2）粘连伤口，在移除敷料可能会产生疼痛甚至造成伤口周围皮肤的损伤
（3）适用的压疮伤口：可用于外层敷料	（4）使用时的注意事项 1）可作为外层敷料使用，但不能覆盖在凝胶或软膏上 2）去除薄膜敷料时手法应轻柔，以减轻皮肤损伤

表1-4 常用敷料用途及种类

敷料用途	敷料种类
适用于1期压疮	泡沫敷料、水胶体敷料
适用于少量渗出压疮	水胶体敷料
适用于中度至重度渗出压疮	藻酸盐类敷料、泡沫敷料
有自溶性清创作用（可根据伤口渗液联合使用）	水胶体敷料、水凝胶、藻酸盐类敷料、泡沫敷料
有伤口填充作用	藻酸盐类敷料
有抗菌作用	银离子敷料

（二）伤口清洁

1. 每次更换敷料时，需清洗压疮伤口和伤口周围皮肤。

2. 选择合适的清洗液　对于未发生感染的伤口，可选择符合灭菌要求的生理盐水进行冲洗。

3. 可以采用低压冲洗的方式，注意力度柔和，避免过度清洗导致伤口二次损伤。

4. 谨慎清洗带有窦道、潜行的压疮，避免将细菌冲入伤口内。

（三）感染伤口的处理

1. 所有慢性伤口均会有细菌污染或定植，但并非一定出现感染。

2. 对于延期愈合，且伴有微生物重度定植或局部感染的压疮，应根据伤口细菌培养结果，可考虑使用合适的外用杀菌剂或短期使用适当稀释的消毒剂以减少细菌负荷和炎症反应。

3. 当压疮伤口周边出现明显的红、肿、热、痛，局部有波动感时，在证实形成脓肿后，应配合医生行脓肿切开引流操作。

4. 若患者的压疮伤口有感染播散或出现全身感染症状，应遵照医嘱应用抗生素，可应用银离子敷料控制伤口感染。

知识拓展

其他的压疮治疗方法

（一）伤口清创

若疑似或证实压疮伤口存在生物膜（生物膜指细菌团块与细胞外基质的复合体），应进行清创。

1. 下列为较为常用的压疮清创方法，可联合应用。

（1）自溶清创。

（2）外科/锐性清创。

（3）保守锐性清创。

（4）酶学清创。

（5）机械清创。

2. 注意事项

（1）建议清创操作由外科大夫或伤口造口师等专业人员实施。

（2）若患者病情允许，尽量采取自溶性清创的方式。

（3）若患者病情允许，应清除压疮创面或创缘的失活组织。

（4）若缺血性肢体或足跟存在稳定焦痂（干的、黏附紧密的、完整，没有发红或者波动感），不应进行清创操作。

（二）伤口负压治疗

伤口负压治疗（negative pressure wound therapy，NPWT）：可通过填充和封闭伤口、提供连续或间断负压，以达到充分引流渗液、促进伤口血液循环、减轻伤口及周围水肿，清除细菌、抑制细菌生长，促进细胞增殖等效果，从而促进伤口愈合。伤口造口师、医生等将伤口负压治疗用于深度3期、4期压疮的早期辅助治疗。但不建议将伤口负压治疗用于以下几类伤口：①有坏死的伤口；②肿瘤伤口；③重要脏器裸露在外的伤口；④无渗出的伤口；⑤伴有未经处理的凝血性疾病、骨髓炎或局部甚至全身有感染症状的患者伤口，禁止应用于靠近大血管周围的伤口。

（三）物理治疗方法

1. 紫外线治疗

（1）若传统治疗无效，可考虑短期应用紫外 C 光辅助治疗。

（2）对于有重度微生物定植且已接受清创的 3 期、4 期压疮，可将其作为辅助疗法以降低细菌负荷。

2. 红外线治疗　可考虑将其作为吸收伤口渗液的辅助治疗手段。

3. 注意　不建议将烤灯作为常规治疗手段，使用烤灯可能造成创面干燥、组织细胞代谢及需氧量增加导致细胞缺血坏死。

（四）手术治疗

若压疮创面及周围组织发生蜂窝织炎或疑似发生败血症等并发症，可请外科医生、伤口造口师等会诊，考虑手术治疗方法。

【控制疼痛】

1. 换药或去除敷料时，易导致伤口及周边皮肤疼痛，应尽量减轻治疗操作所致疼痛。

2. 保持伤口处于覆盖、湿润状态以减轻压疮疼痛（注意：不建议对稳定的干燥焦痂做湿润处理）。

3. 可选择使用更换频率较低、非粘性伤口敷料。

4. 鼓励患者在任何引发疼痛的治疗过程中主动提出"暂停"要求。

5. 考虑使用非药物疼痛处理方案来减轻压疮引起的疼痛，若患者同意，可鼓励将调整体位作为减轻疼痛的手段。

6. 根据医嘱规范应用止痛药物来控制压疮相关的慢性疼痛。

7. 制订并落实疼痛护理计划，观察、评估疼痛的治疗效果，尽量将疼痛控制在最低水平。

五、 健康教育

【预防压疮的健康指导】

对有压疮发生风险的患者及其照顾者进行压疮相关因素、压疮临床表现等方面的宣教，并针对如何预防压疮进行指导。

1. 教会患者及照顾者观察异常皮肤情况 注意观察局部皮肤是否有指压不变白的红斑、发热或发凉、变硬或松软、局部疼痛甚至皮肤破溃等表现，对于需要使用医疗器械的患者，应密切观察与医疗器械接触部位及周围皮肤的情况。

2. 教会患者及照顾者正确更换体位 协助患者采取合适的体位并及时进行体位更换。

3. 教会患者及照顾者使用减压工具、预防性敷料 可在专业人员指导下，在骨隆突部位或与医疗器械接触部位应用减压工具、预防性敷料。

4. 嘱患者及时进行肢体活动　若病情允许的话，应尽早下床活动。

5. 指导患者及照顾者进行营养支持　保证摄入含充足热量、蛋白质、维生素、矿物质等营养物质的平衡膳食。

【发生压疮后的健康指导】

对发生压疮的患者及照顾者，除了指导患者及家属如何观察发生压疮情况、协助患者更换体位、使用减压工具外，还应针对正常伤口愈合过程、压疮恶化识别等方面对其进行知识宣教，教会患者及照顾者如何护理早期压疮。

1. 教会患者及其照顾者识别压疮伤口的愈合表现，如伤口面积缩小、红色肉芽组织生长、爬皮现象等。

2. 教会患者及其照顾者识别压疮伤口恶化的迹象，如伤口扩大加深、形成灰白皮肤样变、伤口及边缘皮肤出现受渗液浸渍出现的延迟愈合、皮肤软化、粉色甚至白色的肉芽组织生成，伤口、伤口边缘及周围皮肤出现红、肿、热、痛，有脓性分泌物等。

3. 教会患者及其照顾者相关的压疮护理措施，告知其就医时机：对于1期压疮，首先应解除压力，可应用合适的减压工具等；对于2期及以上分期压疮，建议尽快就诊。

六　常用护理技术

操作1-1　卧床患者体位摆放及体位更换技术

【操作目的】

0101

合理摆放体位可最大程度上缓解皮肤受压情况，辅助应用局部或全身减压工具可增加皮肤受力面积，对于预防压疮起着至关重要的作用，因此合理安置患者体位、协助患者定时改变体位是预防压疮的必要措施。

体位摆放及体位更换技术

【操作前准备】

核对患者，解释操作目的，评估患者病情及合作程度、易发生压疮部位皮肤的完整性。

平卧位患者体位摆放技术

【用物准备】

软枕、泡沫敷料、防压疮脂肪垫。

【操作步骤】

1. 选择合适的枕头　对于清醒的卧床患者，可给予患者软枕或荞麦皮枕，需注意软枕内不能有纤维团块，以免影响患者舒适度或造成头枕部压疮。注意：对于意识障碍和沟通困难的患者，建议使用脂肪垫枕。

2. 悬浮足跟　卧床患者足跟较易发生压疮，可将软枕纵向沿患者小腿全长垫起，保持患者双腿膝关节自然屈曲，双足跟不和床面接触，做到"悬浮的足跟"。

3. 合适的床头抬高角度　若患者病情允许，应将床头抬高角度限制小于30°，若因治疗、进食等需求需抬高床头超过30°，应参见半坐卧位体位摆放要求。

4. 操作者在确保患者体位安全、舒适后离开病房。

侧卧位患者体位摆放及体位更换技术

【用物准备】

软枕、泡沫敷料、防压疮脂肪垫。

【操作步骤】

1. 协助患者侧卧　操作者站于患者一侧，协助患者平移到对侧。将双手分别放置于患者肩部和髋部，协助患者平移侧卧，避免拖、拉、推、拽等动作。使患者背部与水平床面呈30°~40°夹角，保持患者双腿自然屈曲。

2. 保护足外踝不受压　在足外踝处垫软枕，也可在足外踝处应用泡沫敷料和专业足跟保护装置，以预防压疮和足下垂；在两腿间放置软枕。

3. 保持患者舒适　整理患者头下软枕，防止耳廓折叠或挤压，必要时可使用泡沫敷料减压。外展下压肩膀，保持患者舒适。若患者存在引流管路，注意妥善整理管路。

4. 操作者确保患者体位安全、舒适后离开病房。

半坐卧位患者体位摆放及体位更换技术

半坐卧位适用于预防误吸、坠积性肺炎的卧床患者，尤其应注意预防骶尾部和足跟发生压疮。

【用物准备】

软枕、泡沫敷料、防压疮脂肪垫。

【操作步骤】

1. 协助患者侧卧　护士站于患者一侧，协助患者侧卧。

2. 骶尾部减压　可在患者骶尾部应用泡沫敷料，也可应用防压疮脂肪垫。

3. 协助患者恢复平卧位。

4. 悬浮足跟　将软枕纵向沿患者小腿全长垫起，双下肢外展、悬浮足跟。

5. 保持患者舒适　患者双臂自然弯曲放置于腹部，或双手自然屈曲放置于身体两侧。

6. 合适的床头抬高角度　按床头指示标识角度抬高床头，使床头抬高角度大于 30° 并小于 45°，并将床尾抬高 15°～20°。

7. 操作者在确保患者体位安全、舒适后离开病房。

坐位患者体位摆放及体位更换技术

对于因治疗需要采取坐位大于 2 小时或长期坐轮椅的患者，协助或指导患者摆放合适的体位并进行减压锻炼，可积极预防骶尾部、坐骨部压疮发生。

【用物准备】

软枕、泡沫敷料、防压疮脂肪垫。

【操作步骤】

1. 放置减压坐垫　可在轮椅或座椅上放置防压疮脂肪坐垫或高规格弹性泡沫坐垫等减压坐垫。

2. 确保患者双足得到支撑，可直接放于地面上或轮椅脚踏板上。

3. 若患者双足无法触及脚踏板，保持患者大腿稍低于水平位置（即腘窝角度大于90°）。

4. 对于有活动耐力的患者，操作者应指导坐位患者自我减压，患者可将手掌支撑在扶手或坐垫上，使臀部腾空；身体躯干前倾或倾靠在轮椅一边再轮换到另一边，缓解患者臀部持续存在的压力。

5. 操作者在确保患者体位安全、舒适后离开病房。

操作1-2 压疮伤口护理技术

0102

压疮伤口护理技术指评估压疮、清洁或消毒伤口、更换敷料、留取伤口培养标本等相关护理操作技术。

压疮伤口
护理技术

【操作目的】

1. 通过评估压疮面积及深度可准确判断压疮愈合情况。

2. 通过清洁或消毒伤口及周围皮肤，可促进伤口愈合，预防并发症发生。

3. 遵循无菌原则更换伤口敷料可预防压疮伤口污染、吸收伤口渗液、填塞伤口腔隙、减轻伤口水肿，提供适宜的伤口愈合环境，以促进伤口愈合，减少并发症发生。

4. 当开放性伤口疑似感染时，需进行伤口细菌培养，以确定致病菌种类，为诊断及治疗提供依据。

【操作前准备】

核对患者，解释操作目的，评估患者病情及合作程度。

【用物准备】

换药包、治疗巾、无菌纱球、无菌手套、无菌伤口敷料、无菌剪刀、培养拭子、无菌培养瓶、络合碘消毒液、生理盐水、一次性手套、快速手消剂、伤口测量尺、弯盘、医用垃圾桶、生活垃圾桶。

【操作步骤】

1. 操作者洗手，戴口罩。

2. 协助患者摆放舒适体位，充分暴露伤口部位。

3. 在伤口下铺治疗巾，将弯盘放置于治疗巾之上。

4. 移除伤口敷料 操作者戴一次性手套，一手固定皮肤，另一只手沿 0°方向平行将敷料边缘拉松，抓住敷料最外层，沿敷料两侧向伤口的方向将其去除。若敷料与皮肤粘连紧密，可先用生理盐水湿润后再移除。将外层敷料包裹在手套中，脱下手套并丢弃垃圾袋中。

5. 移除敷料后，评估压疮创面及周围皮肤情况 ①敷料浸渍情况；②渗液量，渗出物颜色、气味；③压疮创面及周围皮肤情况。

6. 测量伤口面积 操作者取伤口测量尺，置于伤口处测量伤口面积。沿患者身体从头至脚的纵轴方向测量出伤口的最长径，即为伤口的长，沿与纵轴垂直的横轴方向，测量出伤口的最宽径为伤口的宽，记录伤口面积。

7. 测量伤口深度 取无菌咽拭子，垂直探入伤口基底

最深处，使用无菌钳夹取无菌咽拭子，读取相应刻度，即
为伤口深度。在测量伤口深度时，先探查伤口基底各个部
位，判断有无潜行、窦道，并记录。

8. 清洁创面　操作者戴无菌手套，手持无菌钳分别夹
取生理盐水纱球擦拭伤口及周围皮肤，先擦拭伤口，后擦
拭伤口周围皮肤，纱球由内向外擦拭一次后丢弃，勿反复
擦拭，再用干纱球吸干伤口及周围皮肤残留的生理盐水。
若伤口存在窦道，可使用生理盐水纱条填塞清洁，每处窦
道使用一个生理盐水纱条，勿反复使用。

9. 更换无菌手套。

10. 取出培养拭子，留取标本　采用十点取样法，转
动培养拭子，使培养拭子吸取足够的伤口渗液。注意应留
取伤口深部、潜行或窦道内分泌物，同时不要触碰伤口边
缘皮肤组织。

11. 将培养拭子放入试管，封闭并送检。

12. 操作者更换无菌手套。

13. 伤口清洁及消毒　对于无感染迹象的压疮伤口，
可使用生理盐水纱球、纱条清洁伤口。操作者手持无菌钳
分别夹取生理盐水纱球擦拭伤口，再擦拭伤口周围皮肤，
纱球由内向外擦拭一次后丢弃，勿反复擦拭，再用干纱球
吸干伤口及周围皮肤残留的生理盐水。若伤口存在窦道，
可使用生理盐水纱条填塞清洁，每处窦道使用一个生理盐
水纱条，勿反复使用。对于延期愈合、微生物重度定植或
感染的压疮伤口，持无菌钳夹取碘伏纱球，先擦拭伤口，
后擦拭伤口周围皮肤，然后使用碘伏纱条填塞窦道，再用

生理盐水纱球脱碘后用干纱球吸干伤口及周围皮肤残留的生理盐水。

14. 评估伤口情况，选择合适的压疮敷料。用手轻轻按压敷料，保持敷料平整，与皮肤紧密贴合。

15. 整理用物，洗手，并记录敷料更换日期。

16. 操作者整理患者床单位，协助患者取舒适体位。

【注意事项】

1. 严格遵守无菌操作原则及手卫生原则。

2. 换药或去除敷料时，易导致伤口及周边皮肤疼痛，应尽量减轻治疗操作所致疼痛。

3. 可选择使用更换频率较低、非粘性伤口敷料。

第二篇

下肢深静脉血栓形成护理规范

深静脉血栓形成（deep venous thrombosis，DVT）是指血液在深静脉管腔内的异常凝结，属于静脉回流障碍性疾病，好发于下肢，本书中特指下肢深静脉血栓形成。对于卧床患者而言（尤其是长期卧床的患者），因其活动量减少，血容量相对不足，其中血浆的减少多于血细胞的减少，因此血液黏稠度增加，血液流速减慢，形成血栓的危险性增加。同时，由于缺乏肢体活动，下肢深静脉血流缓慢，影响了深静脉的血液循环，更容易形成下肢深静脉血栓。但对于 DVT 高风险患者，施以有效的预防措施可显著降低深静脉血栓形成的风险。

知识拓展

DVT 的相关定义

1. 静脉血栓栓塞症（venous thromboembolism，VTE）指包括深静脉血栓形成（deep venous thrombosis，DVT）和

肺血栓栓塞症（pulmonary thromboembolism，PTE）在内的一组血栓栓塞性疾病，是遗传、环境及行为等多种危险因素共同作用的全身性疾病。

2. 深静脉血栓形成（deep venous thrombosis，DVT）指血液在深静脉管腔内异常凝结，导致静脉回流障碍性疾病。本规范中特指下肢深静脉血栓形成。好发于髂静脉、股静脉、腘静脉、肌间静脉等。以局部疼痛和肢体肿胀为特征，约占VTE 的 2/3。发生于腘静脉以上部位的近端 DVT 是肺栓塞栓子的重要来源。

3. 肺血栓栓塞症（pulmonary thromboembolism，PTE）指来自静脉系统或右心的血栓阻塞肺动脉或其分支致肺循环和呼吸功能障碍，常表现为呼吸困难、胸痛、咳嗽、胸闷。大面积 PTE 可发生咯血、低血压、休克甚至猝死。

一、临床表现

多数下肢深静脉血栓形成患者（以下简称"DVT 患者"）早期无明显症状，容易被忽视。对于有症状的患者，主要表现为患肢肿胀、疼痛，部分患者还会出现皮温升高、皮肤颜色改变等。随着病情发展，静脉瓣膜被破坏导致继发性下肢深静脉瓣膜功能不全，患者还会出现深静脉血栓形成后综合征（post-thrombotic syndrome，PTS）。

（一）患肢肿胀

患肢肿胀是下肢深静脉血栓形成后最主要、最常见的症状，患肢组织张力高，呈非凹陷性水肿。肿胀大多在起病后第 2、3 天最重，可持续数周或数月，活动后加重，抬高患肢可减轻。

（二）疼痛

疼痛是最早出现的症状，多出现在小腿腓肠肌、大腿或腹股沟等区域。疼痛程度依血栓形成范围、炎症反应轻重和个体对疼痛的敏感度不同而存在差异。小腿腓肠肌压痛又称 Homans 征阳性。由于挤压小腿有使血栓脱落的危险，故在检查患者有无压痛时用力不宜过大。

（三）全身反应

深静脉血栓形成后，会引起程度不同的全身反应，包括体温升高、脉率增快、白细胞计数增多等。

严重的 DVT 患者可能出现股白肿甚至股青肿。股白肿为全下肢明显肿胀、剧痛，股三角区、腘窝、小腿后方均有压痛，皮肤苍白，伴有体温升高和心率加快。股青肿是下肢深静脉血栓形成最严重的表现，由于髂-股静脉及其侧支全部被血栓堵塞，静脉回流严重受阻，组织张力极高，导致下肢动脉痉挛，肢体缺血，临床表现为患肢剧痛，皮肤发亮呈青紫色，皮温低伴有水疱，足背动脉搏动消失，全身反应强烈，体温升高，若不及时处理，可能发生休克和静脉性坏疽。

知识拓展

深静脉血栓形成后综合征

深静脉血栓形成后综合征（post-thrombotic syndrome, PTS）是急性下肢深静脉血栓形成后最严重的远期并发症。患者除明显的肢体肿胀外，浅静脉曲张日益加重，足靴区可因皮肤营养障碍出现慢性湿疹、色素沉着，甚至淤积性溃疡，严重时溃疡经久不愈，使肢体处于病废状态。

二　危险因素及评估

【危险因素】

静脉血栓形成原因主要包括三个方面因素：静脉内膜损伤、静脉血流淤滞以及血液高凝状态，临床上许多原因均会促使其发生。

1. 易造成静脉内膜损伤的因素　包括创伤、手术、反复静脉穿刺、化学性损伤、感染性损伤等。

2. 易造成静脉血流淤滞的因素　包括长期卧床、术中应用止血带、瘫痪、制动、既往 VTE 病史等。

3. 易导致血液高凝状态的因素　包括高龄、肥胖、全身麻醉、恶性肿瘤、红细胞增多症、巨球蛋白血症、骨髓增生异常综合征、人工血管或血管腔内移植物、妊娠、口服避孕药等。

【风险评估】

对于所有卧床的患者，入院后 24 小时内应对其进行下肢深静脉血栓形成发生风险的评估，并采取相应的预防措施。住院期间，当患者转科、治疗发生变化（如手术，行化疗药、避孕药、激素等特殊药物治疗，中心静脉导管置入、石膏固定、牵引等）以及病情变化时（如活动能力下降、感染、严重腹泻、脑梗、心梗、肺功能障碍、血液相关检查结果变化等），应随时进行评估，根据患者情况采取相应预防措施。

在评估患者时，要围绕下肢深静脉血栓形成的危险因素进行评估。目前，关于血栓风险评估的工具多种多样，应用较为广泛且适用于所有住院患者的评估量表，是由美国西北大学学者 Caprini 等研发的 Caprini 血栓风险评估表（表 2-1）。

该评估表包含一般情况、体重指数、VTE 病史等内容，基本涵盖了住院患者可能发生 DVT 的所有危险因素。按各因素对患者发生风险的影响不同分别赋值，每个危险因素的评分 1~5 分。按总得分情况分为 4 组，低危组 0~1 分，中危组 2 分，高危组 3~4 分，极高危组≥5 分。

表 2-1　Caprini 血栓风险评估表

A1　每个危险因素 1 分	B　每个危险因素 2 分	C　每个危险因素 3 分	D　每个危险因素 5 分
□年龄 40~59 岁	□年龄 60~74 岁	□年龄≥75 岁	□大手术（超过 3 小时）*
□肥胖［BMI>30kg/(m)²］	□肥胖［BMI>40kg/(m)²］	□肥胖［BMI>50kg/(m)²］	□选择性下肢关节置换术

续表

A1　每个危险因素1分	B　每个危险因素2分	C　每个危险因素3分	D　每个危险因素5分
□计划小手术	□大手术（>60min）*	□大手术持续2~3小时*	□髋、骨盆或下肢骨折（1个月内）
□大手术史	□关节镜手术（>60min）*	□浅静脉、深静脉血栓或肺栓塞病史	□中风（1个月内）
□静脉曲张	□腹腔镜手术（>60min）*	□深静脉血栓或肺栓塞家族史	□多发性创伤（1个月内）
□炎症性肠病史	□既往恶性肿瘤	□现患恶性肿瘤或进行化疗	□急性脊髓损伤（瘫痪）（1个月内）
□目前有下肢水肿		□因子V leiden 阳性	
□急性心肌梗死（1个月内）		□凝血酶原20210A 阳性	
□充血性心力衰竭（1个月内）		□血清同型半胱氨酸酶升高	
□败血症（1个月内）		□狼疮抗凝物阳性	

续表

A1　每个危险因素 1 分	B　每个危险因素 2 分	C　每个危险因素 3 分	D　每个危险因素 5 分
□输血（1 个月内）	A2　仅针对女性（每项 1 分）	□抗心磷脂抗体阳性	
□严重肺部疾病，含肺炎（1 个月内）	□口服避孕药或激素替代治疗	□肝素引起的血小板减少	
□COPD	□妊娠期或产后 1 个月内	□其他类型血栓形成	
□目前卧床的内科患者	□原因不明的死胎史，复发性自然流产（≥3 次），由于毒血症或发育受限原因早产		
□下肢石膏或支具固定			
□中心静脉置管			
□其他风险			
危险因素总分			

注：1. 摘自《中国骨科大手术静脉血栓栓塞症预防指南》（邱贵兴 . 中国骨科大手术静脉血栓栓塞症预防指南 ［J］. 中华骨科杂志，2016，36（2）：70-72.）

2. 每个危险因素的权重取决于引起血栓事件的可能性。如癌症的评分是 3 分，卧床的评分是 1 分，前者比后者更易引起血栓

3. 标"＊"只能选择 1 个手术因素

知识拓展

其他常用 DVT 风险评估量表

1. Wells 评分法 它是诊断患者患下肢深静脉血栓形成可能性大小的工具，是由学者 Wells 针对门诊患者制订的，在临床上使用较为广泛。

2. Autar 血栓评估表 该评估表由英格兰德蒙特福特大学学者 Autar 于 1996 年设计，包括 7 个子模块，分别是：年龄、体重指数、活动度、特殊风险类、创伤、手术、高风险疾病。每个危险因素的评分 1~7 分。将患者分为低危、中危、高危 3 组：低危组 7~10 分、中危组 11~14 分、高危组≥15 分。

3. JFK 医学中心血栓评估表 由佛罗里达大西洋大学护理学院学者 MeCaffrey 等 2007 年在 JFK 医学中心制定，应用于所有住院患者。该量表包括 9 个子模块，分别为：年龄、手术、肿瘤、心血管疾病、肥胖、呼吸/肾脏、感染/炎症/制动、外伤/血栓形成/血栓栓塞、妇产科相关疾病，每个危险因素评分 1~3 分。量表将患者分为低危、中危、高危 3 组：低危组 1~6 分，中危组 7~12 分，高危组 >12 分。

4. Padua 评分 此评分表是由意大利帕多瓦大学血栓栓塞中心专家 Barbar 等于 2010 年在整合 Kucher 模型的基础上设计开发。该量表主要用于评估内科住院患者的 VTE 风险度，包含 11 个危险因素，可对内科住院患者 VTE 风险进行有效分层。推荐对内科住院患者使用 Padua 预测评分标准评估 VTE 发生的风险。

5. 静脉血栓形成危险度评分法（the risk assessment profile for thromboembolism，RAPT） 由密歇根大学医学

中心和辛辛那提大学医学中心的学者 Greenfield 等于 1997 年设计提出，主要用于评估创伤患者的 DVT 风险度。该评分包括 4 个方面因素：病史、创伤程度、医源性损伤及年龄。RAPT≤5 分为低风险，DVT 发生率为 3.6%；6~14 分为中等风险，DVT 发生率为 16.1%；＞14 分为高风险，DVT 发生率为 40.7%。建议对骨科患者使用静脉血栓形成危险度评分进行 DVT 发生风险评估。

6. 骨科手术的静脉血栓栓塞症危险分度　该方法是由中华医学会骨科分会制订，适用于进行骨科手术的患者，通过评估患者的手术时间、年龄和有无危险因素等，将其患静脉血栓栓塞症的危险程度分为低度危险、中度危险、高度危险和极高度危险四级。

三、预防措施

下肢深静脉血栓形成的预防方法主要包括基本预防、物理预防和药物预防三种。对于有发生 DVT 风险的患者，应根据其风险评估结果和患者病情，采取不同的预防措施。对于低危的患者，建议采取基本预防；对于中危的患者，建议采取基本预防和物理预防，并根据病情需要遵医嘱采取药物预防；对于高危和极高危的患者，建议在病情允许的情况下，三种预防方法联合使用。

【基本预防】

1. 评估患者的双下肢情况，包括皮肤温度、是否肿胀、皮肤色泽等，若发现异常及时告知医生。

2. 对下肢手术的患者，术后病情允许的情况下抬高患肢 20°～30°，促进静脉回流。

3. 正确指导和鼓励患者床上活动，如踝泵运动、股四头肌功能锻炼（具体方法见"常用护理技术"），勤翻身。对于因疾病原因不能自主活动的患者，照顾者应协助其活动。

4. 病情允许时鼓励患者尽早离床活动，多做深呼吸和咳嗽动作。

5. 围术期适度补液，多饮水（病情允许情况下，每日2000ml 以上），避免血液浓缩。

6. 对患者进行预防静脉血栓知识指导，建议患者改善生活方式，如戒烟、戒酒、控制血糖及血脂等。

7. 鼓励患者进食低脂、粗纤维、维生素含量较高的食物，保持大便通畅。

8. 避免在膝下垫硬枕和过度屈髋，并告知患者不要用过紧的腰带或穿着紧身衣物而影响静脉回流（图 2-1）。

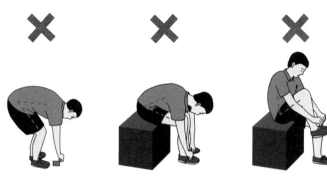

图 2-1　过度屈髋

9. 尽量避免在同一部位反复静脉穿刺或在下肢行静脉穿刺。

【物理预防】

物理预防主要包括使用压力梯度袜（俗称"弹力袜"，graduated compression stocking，GCS）、间歇充气加压装置（intermittent pneumatic compression，IPC）和静脉足底泵（venous foot pump，VFP）等（图 2-2），其均可促进下肢静脉血液回流、减轻淤血和水肿，是预防DVT 发生的重要措施之一，使用时需经专业人员指导。但单独的物理预防方法不能替代药物预防。对于高危出血风险的患者，经医生判断出血风险降低后，仍建议与药物预防联合应用。对一侧肢体已发生 DVT 且不宜实施物理预防措施的患者，可在健侧肢体实施预防，实施前宜常规筛查禁忌证。不同物理预防方法的具体实施过程见常用护理技术。

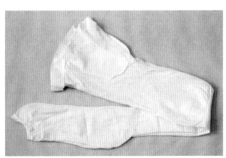

弹力袜

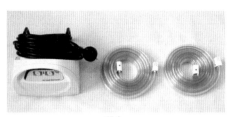

IPC

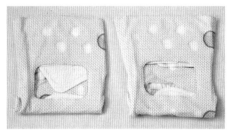

腿套

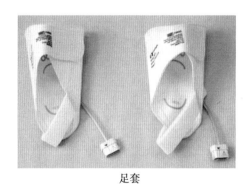

足套

图 2-2　弹力袜、IPC、VFP 实物图

【药物预防】

常用药物主要包括普通肝素（UFH）、低分子量肝素

（LMWH）、维生素 K 拮抗剂（VKA）、Xa 因子抑制剂等，使用方法主要分为皮下注射和口服两类。实施过程中应遵医嘱进行药物预防。

（一）皮下注射

1. 注射部位　皮下注射常见部位包括腹部、上臂或大腿外侧等，其中首选部位为腹部（图 2-3）。注射时，选取脐周围 U 状区域。因脐周有丰富的静脉网，所以注射时应避开脐周 5cm 范围以免引起出血，两次注射点间距大于 2cm 为宜。需长期注射的患者，应规律轮换注射部位，避免在同一部位反复注射，注意避开皮肤破损、硬结、手术伤口和手术瘢痕等。

皮下注射
抗凝药物

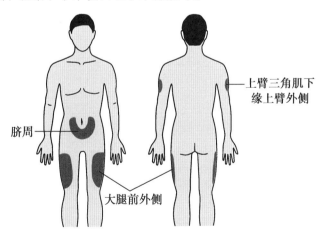

图 2-3　常见注射部位

2. 注射方法　推荐采用留置气泡注射方法。在注射预冲式抗凝药物时，注射前，注射器内留置约 0.05～0.1ml 空气，注射时针尖向下，将气体弹至药液上方。操作者消毒皮肤后，用左手拇指和食指以 5～6cm 范围捏起皮肤形成一褶皱，在褶皱顶部以 90° 角垂直进针，将针全部扎入皮肤内，抽吸无回血后推注药液，注射过程中始终保持褶皱（图 2-4）。宜缓慢推注药物，建议推注时间大于 15 秒，注射完毕后暂停 5 秒拔针。

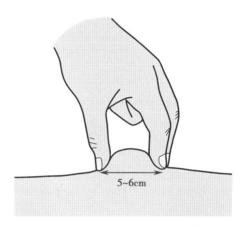

5~6cm

图 2-4 拇指和食指捏起皮肤

3. 拔针后压迫时间 注射完毕，建议按压约 3～5 分钟，可根据患者病情及治疗情况适当延长按压时间。按压过程中避免揉搓。

（二）口服用药

在服用抗凝药物时，遵医嘱嘱咐患者定时定量服用。在服用维生素 K 拮抗剂时，由于药物的效果受维生素 K 摄入量的影响，在使用前应做好用药指导，嘱咐患者用药期间饮食结构相对固定，尽量维持比较稳定的维生素 K 摄入量。

（三）用药观察

1. 出血　药物预防期间要配合医生做好各项凝血功能指标及血小板的监测，密切观察患者有无出血倾向。常见出血包括伤口出血、皮肤黏膜出血、皮下出血、消化道出血和颅内出血等。伤口出血见于有外伤创面或手术伤口的患者，应注意观察伤口渗血量或引流量，有无出血增加倾向；皮肤黏膜出血主要表现为皮肤出现瘀斑、鼻腔出血或牙龈出血等；皮下出血主要表现为注射部位皮下血肿；消化道出血主要表现为黑便等。在用药期间，一旦发生异常情况，要及时告知医生，遵医嘱做出相应处理，同时尽量减少有创性检查或操作。做好患者心理护理，嘱咐患者勿用手挖鼻。

2. 过敏反应　观察患者有无寒战、发热、荨麻疹等过敏反应。一旦发生过敏反应立即告知医生，遵医嘱处理。

3. 及时对患者进行用药健康指导，告知患者若出现以上相关症状，要及时告诉护士。

此外，对药物和机械预防措施均有禁忌证的患者，应加强临床监护和床旁超声检查，以便尽早发现和治疗 DVT。

知识拓展

常用诊断方法

因为部分 DVT 患者无明显症状，所以在诊断 DVT 时，除了询问病史、进行风险评估、观察临床表现外，还要通过一些辅助检查来协助诊断。

1. 彩色多普勒超声检查　敏感性、准确性均较高且无创，是深静脉血栓诊断的首选方法，适用于对患者的筛选和监测。

2. 血浆 D-二聚体测定　D-二聚体是代表凝血激活及继发性纤溶的特异性分子标志物，对于深静脉血栓的诊断有重要参考价值，敏感性较高，但特异性相对较差。

3. 静脉造影　准确率高，可以有效判断有无血栓，血栓部位、范围、形成时间和侧支循环情况，常被用来鉴定其他方法的诊断价值。

4. 螺旋 CT 静脉成像　准确性较高，可同时检查腹部、盆腔和下肢深静脉情况。

5. 磁共振静脉成像　能准确显示髂、股、腘静脉血栓，但价格相对昂贵。

四、护理措施

对于 DVT 患者，应采取相应的护理措施，以控制病情发展，及时发现病情变化，预防并发症的发生，并按照医院管理流程及时上报相关部门。

【病情观察】

1. 主动询问患者感受。

2. 每班观察双下肢肿胀、疼痛（包括 Homans 征阳性）、皮肤色泽、温度等情况。

3. 根据病情评估双下肢远端动脉搏动情况。在评估时应注意患侧与健侧对称部位的对比，若出现动脉搏动减弱或消失，应及时通知医生处理。

4. 测量双下肢腿围，并与之前的测量值进行对比。

5. 注意观察有无相关并发症发生的症状和体征，如出血倾向或肺栓塞。若有应及时通知医生，并协助处理。

知识拓展

腿围测量方法

1. 嘱咐患者双下肢放松，平放于床上。

2. 标记测量位置，大腿腿围在髌骨上缘向上 10cm 位置测量，小腿腿围在胫骨结节（髌骨下最明显骨凸处）下 10cm 位置测量。在相应测量位置做标记。

3. 软尺紧贴皮肤，绕肢体一周，测得腿围；注意健侧与患侧均需要测量。

【常规护理措施】

1. 患者发生急性下肢深静脉血栓后，遵医嘱指导患者活动，并观察活动后患肢疼痛或肿胀情况，若症状加重及时反馈给医生。

2. 抬高患肢，促进静脉回流并降低静脉压，从而减轻疼痛和水肿。

3. 禁止局部按摩和热敷，防止栓子脱落。

4. 疼痛护理　遵医嘱给予有效止痛措施，或告知患者可通过听音乐等方式，分散注意力，以减轻疼痛。

5. 与医生共同评估患者是否可使用治疗型弹力袜，使用过程中相关注意事项同预防型弹力袜。

6. 遵医嘱使用抗凝药物，相关操作与注意事项同药物预防。

7. 皮肤护理　保持皮肤清洁，经常更换体位，防止压疮发生。

8. 饮食护理　根据患者病情，给予低脂、富含纤维素饮食，以保持大便通畅，避免因排便困难引起腹内压增高。病情许可时，嘱患者多饮水，有利于稀释血液，改变血液黏稠，防止血液浓缩；少喝咖啡及碳酸类饮料。

9. 心理护理　主动关心患者的病情变化，使其消除思想压力，树立战胜疾病的信心。

10. 建议患者戒烟，远离吸烟环境。

【药物溶栓的护理】

药物溶栓是指经静脉灌注溶栓药物，最大限度溶解血栓，恢复深静脉畅通的方法。临床上使用的溶栓药物主要为尿激酶、链激酶和基因重组组织型纤溶酶原激活物（rt-PA），其中尿激酶的应用最为广泛。

在患者使用尿激酶等溶栓药物前，遵医嘱完善各项化验检查，耐心地向患者做好解释工作，讲解药物溶栓治疗效果、疾病的预后，使患者消除顾虑，保持良好的心理接受治疗。

在患者使用尿激酶等溶栓药物期间，注意观察用药效果及有无不良反应：用药效果观察包括评估患者下肢肿胀程度、疼痛改善情况、皮肤温度及色泽的改变等；不良反应主要包括以下几个方面：

1. 过敏反应 表现为寒战、发热、皮疹等。

2. 低血压（收缩压低于90mmHg）。

3. 出血 包括皮肤黏膜出血、血尿、便血、咯血、鼻腔或牙龈出血、穿刺点渗血、皮下有瘀点或瘀斑等，发现异常情况应立即报告医生，遵医嘱予以处理。

同时，要遵医嘱定期复查凝血酶时间、血浆纤维蛋白原含量、血浆凝血酶原时间、活化的部分凝血活酶时间等。此外，需加强皮肤护理，预防压疮的发生。

【下腔静脉滤器置入的护理】

下腔静脉滤器（inferior vena cava filter，IVCF）是为预防下腔静脉系统栓子脱落引起肺动脉栓塞（pulmonary embolism，PE）而设计的一种装置。在患者行下腔静脉滤器置入术前后，应做到：

1. 术前遵医嘱完善血常规等各项检查，做好患者解释工作，缓解其焦虑心理。

2. 待患者行下腔静脉滤器置入术后，需遵医嘱予以穿刺处压迫和肢体制动。

3. 经股静脉途径穿刺的患者，需注意观察穿刺部位有无渗血、血肿，远端动脉搏动情况及皮肤温度、颜色情况，若有异常及时通知医生，并配合处理。

4. 经颈静脉途径穿刺的患者，需注意观察患者有无胸闷、胸痛、呼吸困难、血压下降等表现，一旦发现异常或患者自觉不适，需及时告知医生予以处理。

5. 回病房后鼓励患者卧床时多做踝泵运动（详细方法见常用护理技术），逐渐增加活动量，促进下肢深静脉再通和侧支循环建立。

知识拓展

护士工作流程

深静脉血栓形成的预防与护理是一个系统化的工作，需要医生和护士共同参与。规范化的工作流程能够有效促进工作开展，提升临床医疗护理质量。建议医护人员在临床工作中遵循以下工作流程：

1. 对患者进行动态风险评估。

2. 将评估结果反馈给医生，对于存在发生风险的患者与医生沟通，共同制订预防方案。

3. 根据医嘱及时给予相应的预防措施，保证措施的正确性。

4. 加强预防效果的观察，及早识别 DVT 的发生。

5. 若患者确诊 DVT，遵医嘱给予相应的治疗、护理措施。

6. 观察预防、治疗和护理措施效果，如有异常情况及时通知医生并协助处理。

7. 患者出院时，进行相应的健康宣教。

【DVT 常见并发症的预防与护理】

（一）出血的预防与护理

应用抗凝药时最严重的并发症是出血。因此，在抗凝治疗期间要严密观察有无全身性出血倾向和伤口渗血情况，如皮下出血点、瘀斑、血肿，鼻、牙龈出血，穿刺点和伤口渗血，血尿或黑便等（参见药物预防的用药观察出血部分）。若出现异常情况，如凝血时间延长或出血，应及时报告医生并协助处理。

一旦确诊发生出血，要遵医嘱监测心率、血压、呼吸、脉搏和血氧饱和度，观察面色、皮肤颜色、意识、末梢循环等，同时给予氧气持续吸入，流量 4~6L/min。若出现微循环障碍者，给予持续高流量吸氧，以改善微循环。同时，经常巡视病房，如患者有恶心、心慌、脉快、血压波动较大、皮肤湿冷等，应警惕再出血的发生。此外，要做好心理护理，了解患者需求，安抚患者，及时清除血迹、污物等。

（二）肺栓塞的预防与护理

对于确诊下肢深静脉血栓形成的患者，应遵医嘱指导患者活动，禁止按摩患肢和热敷，必要时患肢制动。

若患者出现胸痛、呼吸困难、血压下降、咯血等异常情况，提示可能发生肺栓塞，应立即通知医生，积极配合抢救。

1. 迅速建立静脉通道，以保证急救药物的顺利输入。

2. 保持呼吸道通畅，遵医嘱给予高浓度氧气吸入。

3. 监测血压、心率、呼吸及血氧饱和度，观察神志、四肢皮肤颜色变化。

4. 对于心脏骤停者，立即行胸外心脏按压，配合抢救。

五 健康教育

1. 教会患者识别深静脉血栓形成及肺栓塞的症状和体征。

2. 告知患者正确预防 DVT 的重要性及遵医嘱持续进行治疗的重要性。

3. 若患者出院时仍需采取预防措施，告知患者若采取预防措施过程中出现问题，或怀疑有深静脉血栓形成、肺栓塞及其他不良反应时寻求帮助的重要性，以及如何求助。

4. 告知患者穿着弹力袜的最佳时间为早上起床时，因为此时血液循环最畅通，肢体未肿胀。如患者腿部肿胀，可先抬高下肢 5~10 分钟。

5. 教会患者穿脱弹力袜的正确方法。

6. 教会患者弹力袜的护理要点，包括每日清洗、观察皮肤、定时观察弹力袜是否下滑等。

7. 教会患者遵医嘱正确服用抗凝药物，定期检测血液凝血指标。

8. 教会患者识别出血的症状，如皮肤紫癜、牙龈出血、黑便等出血现象，必要时及时就诊。

9. 教会患者注意饮食，要进食低脂、高纤维素的饮食，保持大便通畅。

10. 禁烟，避免烟草中尼古丁刺激引起血管收缩。

11. 指导患者适当运动，促进静脉回流。对于出院后仍长期卧床和制动的患者，应同时指导其家属加强患者床上运动，如定时翻身，协助患者做四肢的主动或被动锻炼。

12. 告知患者卧床时避免在膝下垫硬枕、过度屈髋、用过紧的腰带和穿紧身衣物等，影响静脉回流。

13. 对于已发生 DVT 的患者，除注意以上事宜外，还要关注患肢症状的变化，警惕病情加重或血栓复发。

六、 常用护理技术

操作 2-1 踝泵运动/股四头肌功能锻炼

【操作目的】

通过下肢肌肉的收缩和放松，促进下肢血液循环。

【操作前解释】

向患者说明操作的目的、步骤和配合要点等。

【操作步骤】

1. 踝泵运动

踝泵运动分为踝关节跖屈、背伸运动和踝关节旋转运动。

（1）踝关节跖屈、背伸运动：患者平

踝泵运动

卧于床上，双腿伸展，放松。缓缓勾起脚尖，尽力使脚尖朝向自己，至最大限度时保持 10 秒钟，然后脚尖缓缓下压，至最大限度时保持 10 秒钟，然后放松，这样一组踝关节跖屈、背伸运动完成（图 2-5）。双腿可交替或同时进行。

　　建议每次 20~30 组，每日 3~4 次。可根据患者的活动耐受能力适当调整运动时间和频次。

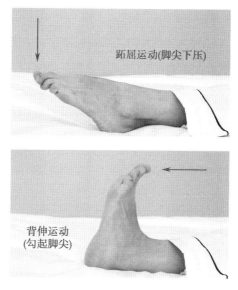

图 2-5　踝关节跖屈、背伸运动

　　（2）踝关节旋转运动：患者平卧于床上，双腿放松，略分开。以踝关节为中心，做 360° 旋转，尽力保持动作幅度最大，旋转一圈后放松。活动频率和强度与踝关节跖屈、背伸运动相同，可结合旋转动作一起锻炼（图 2-6）。

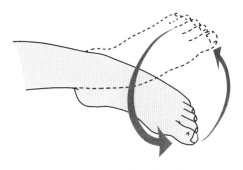

图 2-6 踝关节旋转运动

2. 股四头肌功能锻炼

股四头肌功能锻炼（即"股四头肌运动"）主要包括股四头肌等长收缩（绷腿练习）和股四头肌非负重直腿抬高（抬腿练习）。

股四头肌
运动

（1）股四头肌等长收缩（绷腿练习）方法：患者平卧于床上，双腿放松，略分开。在不增加疼痛的前提下，绷直双腿，股四头肌肌肉收缩，保持这种状态 10 秒，放松休息 10 秒，这样一组股四头肌等长收缩动作完成。双腿可同时或交替进行。建议每次 20~30 组，每日 3~4 次。可根据患者的活动耐受能力适当调整运动时间和频次。

（2）股四头肌非负重直腿抬高（抬腿练习）方法：患者平卧于床上，用力使脚背向上勾，伸直双腿并抬高至离床面 20cm 左右高度，维持 5~10 秒，再将腿缓缓放平，这样一组股四头肌非负重直腿抬高动作完成。双腿可同时或交替进行。建议每次 20～30 组，每日 3～4 次。可根据患者的活动耐受能力适当调整运动时间和频次。

操作 2-2　穿脱弹力袜

【操作目的】

通过在下肢施加渐进式压力，促进静脉血液回流。

穿脱弹力袜

【禁忌证】

1. 疑似或确诊外周动脉疾病。

2. 外周动脉旁路移植术后。

3. 外周神经病变或其他引起感觉障碍的疾病（如脑卒中）。

4. 局部皮肤情况异常，使用弹力袜可能会引起损伤，如脆弱的"纸样"皮肤、局部炎症、坏疽或最近皮肤移植等。

5. 对弹力袜的材料过敏。

6. 心力衰竭。

7. 严重的下肢水肿或者由充血性心力衰竭引起的肺水肿。

8. 腿部尺寸和形状不在正常范围内。

9. 严重的腿部畸形不适合穿着。

【操作前准备】

1. 患者准备　核对患者信息，解释操作目的和意义，嘱咐或协助患者洗脚，修剪脚趾甲及去除老皮。

2. 用物准备　测量患者腿部尺寸，选择合适型号的弹力袜（参照弹力袜说明书进行选择）。

【操作步骤】

1. 一手伸进弹力袜筒内，捏住弹力袜足跟部，另一手把弹力袜筒翻至弹力袜足跟部中间位置，并展顺。

2. 两手拇指撑在袜内侧，其余四指抓紧弹力袜，把脚伸入袜内，两手协调把弹力袜拉向踝部，并把弹力袜跟部置于足跟处。

3. 把袜子腿部循序往回翻并向上拉，穿好后将袜子贴身抚平。注意，对于大腿长型弹力袜，织法变化的地方应位于膝关节以下 2.5~5cm 处，确保三角缓冲绷带位于大腿内侧股动脉上，防滑带应位于臀沟。

4. 脱弹力袜时，手指协调抓紧弹力袜的内外侧，将弹力袜外翻，顺腿脱下。

【注意事项】

1. 建议穿弹力袜期间日夜均穿着（每天至少 18 个小时），除非患者活动量增加，DVT 发生风险减低。

2. 建议每天至少检查患者皮肤情况 2~3 次，特别是足跟、踝部及袜口处，用温水擦拭双下肢。

3. 每班观察患者双下肢的皮肤颜色、温度以及足背动脉搏动情况。

4. 检查患者的弹力袜是否穿着平整、有无下滑或穿戴方式不正确等现象。

5. 当患者出现水肿或术后肢体肿胀时，应重新测量腿围，并选择合适弹力袜进行穿着。

6. 如果患者下肢皮肤出现斑纹、水疱或者变色，尤其足跟或骨隆突部位，或者患者感觉不舒适、疼痛，应停止使用弹力袜。若情况允许可考虑使用间歇充气加压装置（IPC）或静脉足底泵（VFP）。

7. 如果怀疑有动脉疾病，在穿弹力袜前应咨询专家的意见。

8. 如果患者无法忍受穿着弹力袜，可使用间歇充气加压装置（IPC）或静脉足底泵（VFP）替代。

9. 告知患者弹力袜维护的相关事宜

（1）告知患者，洗涤弹力袜时要用中性洗涤剂，使用温水，不要用力拧干，通过挤压或用干毛巾吸除多余水分，于阴凉处晾干，勿置于阳光下或人工热源下晾晒或烘烤。

（2）若弹力袜出现破损，应及时更换。

操作 2-3　间歇充气加压装置的使用

【操作目的】

利用机械原理促使下肢静脉血流加速，从而减少血液淤滞。

【禁忌证】

包括急性炎性皮肤病、心律不齐、丹

间歇充气加压
装置的使用

毒、已确诊或怀疑深静脉血栓、肺水肿、不稳定型高血压、安装人工心脏起搏器、对间歇充气加压装置过敏、充血性心力衰竭等。

【操作前准备】

核对患者信息，评估患者是否存在使用间歇充气加压装置的禁忌证；解释操作目的和注意事项；检查设备各管路是否完好；根据患者腿围，选择合适的（腿长型或膝长型）腿套。

【操作步骤】

1. 携用物至患者床旁，核对患者信息。

2. 将患者下肢置于压力带内，将腿套粘贴好。

3. 检查腿套位置及松紧度，腿套下缘应位于踝关节上方，大小腿连接处应位于膝关节部，松紧度以能伸进2个手指为宜。

4. 再次检查各接口是否连接完好，并检查各管路是否打折，保持管路通畅。

5. 遵医嘱选择合适程序启动，确认正常充气并计时。

6. 使用结束后，撤除设备，安置好患者并记录。

【注意事项】

使用过程中加强巡视，密切观察患者下肢皮肤情况，询问患者自我感受，若患者有任何不适，及时通知医生。

操作 2-4　静脉足底泵的使用

【操作目的】

静脉足底
泵的使用

利用机械原理促使下肢静脉血流加速，从而减少血液淤滞。

【禁忌证】

包括充血性心力衰竭、确诊或高度怀疑深静脉血栓、血栓性静脉炎、肺栓塞等。

【操作前准备】

向患者解释静脉足底泵的作用机制、使用方法，取得患者配合；根据患者情况，选择大小合适的足套；确定仪器完好备用。

【操作步骤】

1. 为患者将足套粘贴好，松紧度以能伸入 2 个手指为宜。

2. 将足套与管路连接好。

3. 检查各接口是否连接完好，管路是否打折，保持管路通畅。

4. 遵医嘱选择合适程序启动，确认正常充气并计时。

5. 使用结束后，撤除设备，安置好患者并记录。

【注意事项】

使用过程中，加强巡视并严密观察，检查皮肤有无红肿及其他异常情况，若发现异常及时告知医生。

第三篇

肺部感染护理规范

肺部感染是指终末气道、肺泡及肺间质的炎症，病因以病原微生物感染最为常见，还可由理化因素、免疫损伤、过敏及药物引起。肺部感染中，肺炎（pneumonia）较典型，具有代表性。

知识拓展

肺部感染的相关定义

1. 医院获得性肺炎　医院获得性肺炎（hospital acquired pneumonia，HAP），亦称医院内肺炎（nosocomial pneumonia，NP），指患者在入院时既不存在，也不处于潜伏期，而是在入院48小时后在医院（包括老年护理院、康复院）内发生的感染，也包括在医院内获得感染而于出院后48小时内发病的肺炎，包括呼吸机相关肺炎（ventilator-associated pneumonia，VAP）和医疗保健相关肺炎（health care-associated pneumonia，HCAP）。呼吸机相关肺炎是指气管插管或气管切开患者在接受机械通气48小时后发生的肺炎。撤机、拔管 48 小时内出现的肺炎，仍属 VAP。医疗保健相关肺炎是指发生于如下情况的肺炎：感染前 90 天曾因急性病住院治疗 2 天及以上，居住于养老院或长期护理机构，感染前 30 天接受过静脉抗生素治疗、化疗、创伤性治疗，以及在医院或血透诊所接受透析的患者发生的肺炎。

2. 社区获得性肺炎　社区获得性肺炎（community acquired pneumonia，CAP）是指在医院外罹患的感染性肺实质（含肺泡壁，即广义上的肺间质）炎症，包括具有明确潜伏期的病原体感染而在入院后潜伏期内发病的肺炎。

3. 吸入性肺炎　吸入性肺炎（aspiration pneumonia）是指食物、口咽分泌物、胃内容物等吸入到喉部和下呼吸道所引起的肺部感染性病变。吸入量较大时可引起急性化学性吸入性肺炎，如果吸入量少且将喉部定植菌带入肺部，可导致细菌性吸入性肺炎。

4. 坠积性肺炎　坠积性肺炎（hypostatic pneumonia）是指年老体弱或长期卧床患者由于长时间保持相同的位置而发生的一种肺炎，这种情况下，支气管分泌物往往在肺部一个区域内聚集，从而增加了机体对肺炎的易感性。

5. 肺脓肿　肺脓肿（lung abscess）是各种病菌引起的肺组织化脓性、坏死性炎症。早期为化脓性炎症，继而坏死、液化形成脓肿。临床特征为高热、咳嗽和咳大量脓臭痰。胸部 X 线显示一个或多发的含气液平的空洞，如多个直径小于 2cm 的空洞则称为坏死性肺炎。

一　临床表现

肺炎的症状变化较大，可轻可重，决定于病原体和宿主的状态。

1. 常见临床表现　咳嗽、咳痰，或原有的呼吸道症状加重，并出现脓性痰或血性痰，伴或不伴胸痛。肺炎病变范围大者可有呼吸困难、呼吸窘迫等症状。大多数患者有发热，肺实变时有典型的体征，如病变区叩诊呈浊音、语颤增强和支气管呼吸音等，也可闻及湿啰音。重症者可有呼吸频率增快，鼻翼扇动，发绀。肺脓肿患者随着病情进展，咳出大量脓臭痰。

2. 影像学表现　以肺泡浸润为主。呈肺叶、段分布的炎性浸润影，或呈片状或条索状影，密度不均匀，沿支气管分布。另外，也可见两肺弥漫性浸润影，伴空洞或大疱。

知识拓展

肺炎诊断标准

肺部感染的诊断主要依据临床表现、影像学改变和病原学诊断。

1. 临床诊断

（1）社区获得性肺炎诊断：①新近出现的咳嗽、咳痰或原有呼吸道疾病症状加重，并出现脓性痰，伴有或不伴有胸痛。②体温 >38℃或 <36℃。③肺部实变体征和（或）闻及

湿性啰音。 ④外周白细胞计数 $>10 \times 10^9$/L 或 $<4 \times 10^9$/L，伴有或不伴有中性粒细胞核左移。 ⑤胸部 X 线检查显示片状、斑片状浸润性阴影或间质性改变，伴有或不伴有胸腔积液。 满足以上 1~4 项中任何 1 项加第 5 项，并除外肺结核、肺部肿瘤、非感染性肺间质性疾病、肺水肿、肺不张、肺栓塞、肺嗜酸性粒细胞浸润症及肺血管炎等疾病后，可建立临床诊断。

（2）呼吸机相关肺炎诊断

1）胸部 X 线影像可见新发生的或进展性的浸润性阴影是 VAP 的常见表现。

2）如同时满足下列至少 2 项可考虑 VAP 的诊断：①体温 $>38℃$ 或 $<36℃$。 ②外周血白细胞计数 $>10 \times 10^9$/L 或 $<4 \times 10^9$/L。 ③气管支气管内出现脓性分泌物；需除外肺水肿、急性呼吸窘迫综合征、肺结核、肺栓塞等疾病。

2. 病原学诊断 早期获得病原学检查结果对肺炎的诊断和治疗具有重要意义。 疑似肺炎患者经验性使用抗菌药物前应留取标本行病原学检查。 常见的诊断方法包括痰培养、支气管肺泡灌洗、经皮细针吸检和开胸肺活检。

二、危险因素及评估

及时评估发生肺部感染的危险因素，筛查易感人群，加强预防，对减少肺部感染发生具有重要意义。肺部感染常见的危险因素包括患者因素、卧床、误吸、医疗护理操作相关因素等。同时存在多种危险因素的患者应警惕肺部感染发生。

（一）患者因素

1. 年龄>65 岁。

2. 吸烟；长期酗酒或营养不良。

3. 基础疾病　包括：①患有慢性肺部疾病，如慢性阻塞性肺疾病、支气管扩张症、陈旧肺结核、肺间质纤维化，以及近期呼吸道感染；②患有其他疾病，如恶性肿瘤、免疫功能低下、糖尿病、慢性心肾功能不全、慢性肝脏疾患、神经肌肉疾病等。

4. 卧床状态　卧床时间越长，肺部感染发生风险越高。

（二）误吸相关因素

吞咽功能障碍、胃食管反流、胃排空延迟、意识障碍、精神状态异常、牙周疾病或口腔卫生状况差等。

（三）医疗护理操作相关因素

1. 侵入性操作，包括吸痰、留置胃管、侵入性纤维支气管镜检查、气管插管或切开等。

2. 呼吸支持设备使用不当，如气管插管气囊压力不足、呼吸机管路污染、呼吸机管路内的冷凝水流向患者气道。

3. 医务人员的手或呼吸治疗设备污染。

（四）其他医源性因素

1. 长期住院。

2. 药物应用，包括既往不合理应用抗生素导致细菌耐药性增加；使用糖皮质激素、细胞毒药物和免疫抑制剂、

H_2 受体阻滞剂和制酸剂；大量使用镇静剂和麻醉剂，对咳嗽反射过度抑制。

（五）环境因素

1. 居室通风不良、空气污浊等。

2. 季节及气候变化。

三　预防措施

对于发生肺部感染风险较高的患者，应采取相应的预防措施，防止患者发生肺部感染。

【病情观察】

1. 每日监测患者生命体征（体温、脉搏、呼吸、血压、血氧饱和度）、意识状态等的变化。

2. 观察患者咳嗽、咳痰情况，评估痰液的颜色、性质、量、气味和有无肉眼可见的异物等。肺部听诊呼吸音情况，了解影像学检查结果。

【环境与休息】

1. 保持病室内温湿度适宜，室温保持在 18~24℃，相对湿度保持在 50%~60%。

2. 患者因各种原因需要绝对卧床时，定期为患者翻身。

3. 病情允许的情况下，鼓励患者早期下床活动。教会患者缩唇呼吸、腹式呼吸等锻炼方法。呼吸功能锻炼的具体实施方法详见"常用护理技术"。

知识拓展

呼吸功能锻炼仪使用方法

呼吸功能锻炼仪由呼吸训练器及吸气软管组成（图 3-1）。采用阻抗训练基础原理，使用者透过呼吸训练器吸气时需费力去抵抗训练器设定的阻抗，以增加吸气肌力，借此增加呼吸肌强度与耐受度。增加肺的通气量和咳嗽能力，防止痰液堆积。使用时，将呼吸训练器与吸气软管连接，一手或双手托呼吸训练器，先深呼一口气，然后用口含住吸气软管，慢慢吸气，呼吸训练器中的白色活塞可随吸气而缓慢提升，白色活塞顶部升到目标刻度后，保持吸气状态停顿 5~10 秒，待白色活塞下降至底部，松开吸管，平静呼气。根据病情选择适当练习频率，一般每天练习 2 次，每次 10~15 分钟。

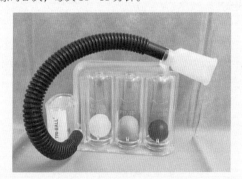

图 3-1　呼吸功能锻炼仪

【饮食与营养支持】

1. 根据患者病情选择适当饮食，如无禁忌，可给予清淡易消化的高蛋白、高维生素、足够热量的饮食。

2. 嘱患者多饮水，一般每日饮水 1000～2000ml 左右，以湿润气道，促进痰液排出。

【促进有效排痰】

1. 向患者讲解肺炎的基本知识，告知其病因、诱因、常用排痰方法及配合注意事项。

2. 教会患者有效咳嗽的方法，促进患者痰液及时排出。对于长期卧床、咳痰无力的患者，可采用雾化吸入、胸部叩击、体位引流、振动排痰等治疗措施促进排痰。各种排痰措施的具体实施方法见"常用护理技术"。

知识拓展

胸部震颤与呼吸振荡排痰

胸部震颤　胸部震颤是一种促进患者排痰的方法。在患者呼气时进行操作，将手掌放在患者胸部表面，操作者肩部和手掌快速、小幅度的颤动，并沿肋骨方向轻轻地压迫患者胸部，震颤频率可高达每分钟 200 次以上。

呼吸振荡排痰　呼吸振荡排痰系统（又称背心式全自动排痰机），是一种较为节省人力的排痰设备。使用时，根据医嘱和患者自身条件调试合适的胸壁振荡的频率及压力。振荡时间一般在 10～30 分钟。治疗过程中应减少与患者交谈，避免引起气道痉挛。此外还应密切观察患者的病情变化。治疗完毕后，应再次评估危重患者的肺部情况，以评价排痰是否有效。

【误吸相关预防措施】

1. 识别误吸高危人群，包括吞咽功能障碍、胃食管反流、胃排空延迟、意识障碍、精神状态异常、牙周疾病或口腔卫生状况差等。误吸高危患者进行肠内营养支持时，推荐使用经鼻十二指肠管或经鼻空肠管。

2. 评估经口进食患者吞咽功能，在病情允许及鼻饲过程中，保持患者处于半卧位（床头抬高 30°~45°）。

3. 保持口腔清洁，清醒患者每天至少刷牙两次。

4. 留置胃管时，每次鼻饲前必须评估胃管位置，持续鼻饲患者应每 4 小时评估一次。特殊患者（持续鼻饲、体位引流、吞咽功能障碍等误吸高危患者）应评估其胃内余量，并听诊肠鸣音，遵医嘱调整喂养的速度和量。

5. 患者在出现躁动、剧烈咳嗽、无创正压通气、体位变动等情况时，发生误吸的风险增加，应高度警惕。

【医疗护理操作相关预防措施】

1. 严格执行消毒隔离管理制度。保持物品的安全有效，定期更换并做好消毒处理。限制探视和人员流动。

2. 严格执行无菌操作，在吸痰操作时应严格遵循无菌原则。吸痰的具体步骤见"常用护理技术"。

3. 加强医务人员及其他人员的手卫生。在进行各种操作前后，要按六步洗手法洗手。洗手的具体方法见"常用护理技术"。

【呼吸机相关肺炎预防措施】

对于接受机械通气的患者，为了有效预防呼吸机相关肺炎的发生，除了上述措施之外，还应做好如下的护理措施。

（一）人工气道的护理

1. 气管切开的患者换药用无菌剪口纱（图 3-2）或泡沫敷料（图 3-3）。无菌剪口纱每日更换 1 次，如气管切开伤口处渗血、渗液或分泌物较多，应及时更换。泡沫敷料 3~4 天更换 1 次，完全膨胀时需要及时更换。气管切开伤口换药的具体方法见"常用护理技术"。

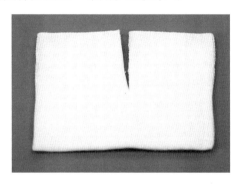

图 3-2　无菌剪口纱

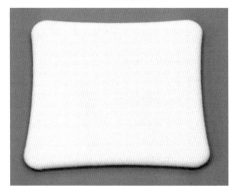

图 3-3　泡沫敷料

2. 保持适当的气囊压力 机械通气患者应定期（每4小时）监测气囊压力，在保障呼吸机正常通气的同时，尽量使压力维持在 20~30cmH$_2$O 之间，充气过足易导致呼吸道周围黏膜缺血坏死，而充气不足或漏气容易引起误吸从而继发感染。鼻饲前应监测气囊压力，防止鼻饲液反流入肺，造成感染。

3. 气管插管或气管切开套管要妥善固定，每班观察记录气管插管置入深度（图 3-4）。

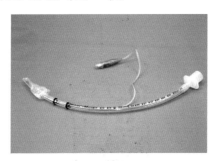

图 3-4 气管插管导管

知识拓展

声门下吸引

声门下吸引（subglottic secretion drainage, SSD）：是指应用带有声门下吸引装置的气囊套管，通过负压吸引对声门下、气囊上的滞留物进行持续或间断引流的一项操作技术。上气道分泌物可聚集于气管导管球囊上方，造成局部细菌繁殖，分泌物可沿气道进入肺部，导致肺部感染。符合条件的患者可使用具有声门下气囊上吸引的气管插管或气管切开管，可有效预防肺部感染。

（二）呼吸机管路的管理

1. 呼吸机清洁与消毒 应遵照医疗机构的消毒要求及呼吸机的使用说明书规范进行，所有一次性部件使用后应按照卫生部门相关规定丢弃并保证环境安全。具体清洁与消毒方法见"常用护理技术"。

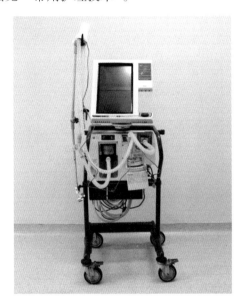

图 3-5 NPB840 呼吸机

2. 呼吸机管路的固定 妥善固定呼吸机管路，避免牵拉、打折、受压及意外脱管。

3. 呼吸回路管道凝集液 呼吸机管路的位置要低于人工气道，且集水罐处于管路最低位置，确保冷凝水的有效引流，防止管路中的冷凝水导致呼吸机误触发，或冷凝水反流导致误吸。呼吸机管道中的冷凝水应及时清除，使用含氯消毒液（500mg/L，浸泡 30 分钟，多重耐药菌感染浓度调整为 1000mg/L）处理后倾倒。

4. 呼吸机管道的更换　机械通气患者无须定期更换呼吸机管路，防止频繁地更换从而增加污染，但当管道破损或污染时应及时更换。一次性使用物品（如人工鼻等）遵照产品说明书要求及时更换。

5. 湿化器的维护

（1）湿化器的选择：机械通气患者可使用含加热导丝的加热湿化器（heated humidifier，HHs）（图 3-6）或热湿交换器（hat and moisture exchangers，HMEs）（图 3-7）作为湿化装置。

（2）湿化器的更换：含加热导丝的加热湿化器无须常规性更换。功能不良或疑似污染则需更换。若使用热湿交换器，每 5~7 天更换一次，当热湿交换器受到污染、气道阻力增加时应及时更换。

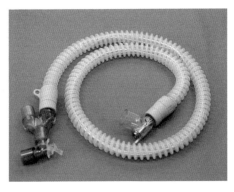

图 3-6　含加热导丝的加热湿化器

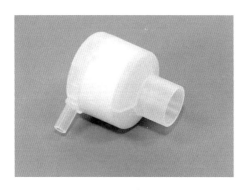

图 3-7 热湿交换器（人工鼻）

（3）湿化器的温湿度设定：机械通气患者建议 Y 形接头处气体温度为 34～41℃。无创通气患者使用主动湿化可增加患者的依从性和舒适度。

（4）湿化效果的评估：及时评估湿化效果，作为调整湿化的依据。①湿化满意：痰液稀薄，可顺利吸引出或咳出，人工气道内无痰栓；听诊气管内无干鸣音或大量痰鸣音。②湿化过度：痰液过度稀薄，需不断吸引，听诊气道内痰鸣音多，患者频繁咳嗽，烦躁不安；人机对抗，可出现缺氧性发绀，脉搏及氧饱和度下降，心率、血压改变。③湿化不足：痰液黏稠，不易吸出或咳出；听诊气道内有干啰音，人工气道内可形成痰痂。患者可出现烦躁、发绀及脉搏氧饱和度下降等。

（5）湿化液更换：呼吸机湿化罐内添加的灭菌注射用水（或灭菌蒸馏水）应每 24 小时更换。

（三）机械通气患者的口腔护理

推荐使用含 0.12% 氯己定成分的口腔护理液进行口腔

护理，每天至少 2 次，可根据患者病情和口腔清洁情况适当增加频次。每 2~4 小时湿润口唇和口腔黏膜 1 次。

知识拓展

机械通气患者集束化管理方案

机械通气患者的集束化方案（ventilator care bundles，VCB）是指执行一系列有循证基础的治疗和护理措施，以预防 VAP。集束化方案强调在临床工作中对所选择的患者持续地执行干预策略中的每一项措施，而不是间断地执行或选择其中一两项措施来执行。考虑到不同地区 VAP 致病菌种类及比重分析和不同地区人员的倾向性，在方案选择上会有所偏差，因此就出现了多种集束化干预策略。

四、护理措施

患者一旦确诊肺部感染，护士应从病情观察、症状护理、用药护理、排痰护理等方面为患者提供相应的护理措施，以促进患者机体的恢复。

【病情观察】

1. 一般状态　意识是否清楚，有无烦躁、嗜睡、反复惊厥、表情淡漠等；有无急性病容、鼻翼扇动。有无生命体征异常，如血压下降、体温升高或下降、血氧饱和度降低等。

2. 咳嗽咳痰　评估咳嗽发生的性质、出现及持续时间、有无咳嗽无效或不能咳嗽。评估痰的颜色、性质、量、气味和有无肉眼可见的异物等。正确收集痰标本（清醒患者留取方法参见"常用护理技术"）。

3. 体位与皮肤黏膜 有无面颊绯红、口唇发绀等缺氧表现；是否有强迫体位，如端坐呼吸。观察气管插管和气管切开周围皮肤、黏膜颜色、疼痛情况。

4. 胸部症状和体征 有无"三凹征"；有无呼吸频率、节律异常，胸部压痛；有无叩诊实音或浊音；有无肺泡呼吸音减弱或消失、异常支气管呼吸音、干湿啰音、胸膜摩擦音等。

5. 液体出入量 准确记录出入液量，尤其是尿量的变化。

6. 关注患者血常规、X线检查、病原学检查等相关辅助检查结果，包括：

（1）血常规：有无白细胞计数升高、中性粒细胞核左移、淋巴细胞升高。年老体弱、酗酒、免疫功能低下者白细胞计数可不增高，但中性粒细胞比例仍高。

（2）X线检查：有无肺纹理增粗、炎性浸润阴影等。

（3）病原学检查：包括痰涂片镜检、痰培养以及血流、胸腔积液细菌培养。

（4）其他：包括血清学检查（包括降钙素、C反应蛋白等指标）、抗原抗体检查等。

【环境与休息】

保持病室内温湿度适宜。有明显症状患者应卧床休息，以减少组织氧的消耗，促进机体组织恢复，症状缓解后逐渐增加机体活动量，以活动后不感心慌、气急、劳累为原则。

【饮食与营养支持】

1. 鼓励患者摄入充足的热量、蛋白质、水分及富含维生素、矿物质的平衡膳食，若摄取的膳食无法满足营养需求或饮食结构单一，则应由营养团队提供高热量、高蛋白或富含维生素及矿物质的补充制剂或营养制剂。

2. 若通过饮食调整方式无法纠正患者的营养不良风险或营养不良情况，应遵医嘱为其提供肠外、肠内营养支持。

【用药护理】

药物治疗是肺部感染的主要治疗环节，遵医嘱给予抗生素、抗病毒、激素、止咳、祛痰等药物，注意观察药物的疗效和不良反应。抗感染治疗后 48~72 小时应对病情进行评价，治疗有效表现为体温下降、症状改善、白细胞逐渐降低或恢复正常，而胸部 X 线片病灶吸收较迟。

【症状护理】

1. 发热　高热时可进行物理降温，如乙醇擦浴、冰袋（冰帽）冰敷等，或遵医嘱给予退热药物降温，在降温过程中注意观察体温和出汗情况，过度出汗应及时补充水分以防脱水。协助大量出汗的患者进行温水擦浴，及时更换衣服和被褥。注意保持皮肤清洁干燥。

2. 咳嗽、咳痰　根据患者具体情况，加强患者的肺部护理，进行胸部物理治疗，帮助患者咳嗽、排痰。

3. 呼吸困难　有低氧血症的患者遵医嘱给予氧气吸入，以提高血氧饱和度，纠正缺氧，改善呼吸困难。

4. 胸痛　评估疼痛的部位、性质和程度等。患者胸痛常随呼吸、咳嗽而加重，可采取患侧卧位，或用多头带固定患侧胸廓减轻疼痛，必要时遵医嘱予止痛药。

【特殊患者护理】

1. 机械通气患者的护理同预防措施章节中的"呼吸机相关肺炎预防措施"。

2. 特殊肺部感染（结核杆菌感染、呼吸机相关肺炎、多重耐药菌感染等）发生后，须按照医院感染控制相关要求，上报医院相关部门。多重耐药菌感染的患者需采取特殊的消毒隔离措施。

知识拓展

多重耐药菌的预防与控制

多重耐药菌（multidrug-resistant organism，MDRO）主要是指对临床使用的三类或三类以上抗菌药物同时呈现耐药的细菌，在医院获得性肺炎中并不少见。多重耐药菌预防与控制相关的措施如下：

1. 加强手卫生　在直接接触患者前后、进行无菌技术操作和侵入性操作前，接触患者使用的物品或处理其分泌物、排泄物后，必须洗手或使用速干手消毒剂进行手消毒。

2. 严格实施隔离措施　应当对所有患者实施标准预防措施，对确定或高度疑似多重耐药菌感染患者或定植患者，应当在标准预防的基础上，实施接触隔离措施，预防多重耐药菌传播。

（1）尽量选择单间隔离，也可以将同类多重耐药菌感染患者或定植患者安置在同一房间。隔离房间应当有隔离标识。不宜将多重耐药菌感染或者定植患者与留置各种管道、有开放伤口或者免疫功能低下的患者安置在同一房间。 多重耐药菌感染或者定植患者转诊之前应当通知接诊的科室，采取相应隔离措施。 没有条件实施单间隔离时，应当进行床旁隔离。

（2）与患者直接接触的相关医疗器械、器具及物品如听诊器、血压计、体温表、输液架等要专人专用，并及时消毒处理。 轮椅、担架、床旁心电图机等不能专人专用的医疗器械、器具及物品要在每次使用后擦拭消毒。

（3）实施诊疗护理操作时，应当将高度疑似或确诊多重耐药菌感染患者或定植患者安排在最后进行。 接触多重耐药菌感染患者或定植患者的伤口、溃烂面、黏膜、血液、体液、引流液、分泌物、排泄物时，应当戴手套，必要时穿隔离衣，完成诊疗护理操作后，要及时脱去手套和隔离衣，并做好手卫生。

3. 遵守无菌技术操作规程　医务人员在实施各种侵入性操作时，应当严格执行无菌技术操作和标准操作规程，避免污染，以有效预防多重耐药菌感染。

4. 加强清洁和消毒工作　加强多重耐药菌感染患者或定植患者诊疗环境的清洁、消毒工作，要使用专用的抹布等物品进行清洁和消毒。 对医务人员和患者频繁接触的物体表面（如心电监护仪、微量输液泵、呼吸机等医疗器械的面板或旋钮表面、听诊器、计算机键盘和鼠标、电话机、患者床栏杆和床头桌、门把手、水龙头开关等），采用适宜的消毒剂进行擦拭、消毒。 被患者血液、体液污染时应当立即消毒。 出现多重耐药菌感染暴发或者疑似暴发时，应当增加清洁、消毒频次。 在多重耐药菌感染患者或定植患者诊疗过程中产生的医疗废物，应当按照医疗废物有关规定进行处置和管理。

五 健康教育

【预防指导】

1. 嘱患者保持室内环境适宜，空气清新，保持适当的温、湿度；防止有害气体污染，避免烟雾、化学物质等有害理化因素的刺激，避免吸入环境中的变应原。

2. 嘱患者尽量减少前往人群密集的公共场所，如需前往，嘱患者佩戴口罩，防止交叉感染。

3. 嘱患者注意休息，避免熬夜、淋雨、受凉和过度疲劳。

4. 指导患者加强锻炼，教会患者呼吸功能锻炼方法。

5. 鼓励患者保持充足的热量和营养摄入，选用易消化、富含蛋白质、高热量、富含维生素的食物，保证营养的摄入。

6. 建议患者戒烟。

【治疗指导】

1. 告知患者药物的作用、用法、疗程和不良反应，指导患者遵医嘱按时服药，防止自行停药或减量。

2. 指导患者行呼吸功能锻炼。

3. 指导患者定期随访，出现发热、心率增快、咳嗽、咳痰、胸痛等症状时，应及时就诊。

六、常用护理技术

操作3-1　呼吸功能训练

缩唇呼吸

【操作目的】

　　加强胸、膈呼吸肌的肌力和耐力，帮助控制呼吸频率，使更多的气体进入肺部，减少呼吸功耗。

呼吸功能锻炼

【操作步骤】

1. 协助患者取舒适放松体位。

2. 用鼻深吸气，之后嘴缩成鱼嘴状缓慢、匀速地呼气4~6秒（图3-8），可将手指置于口唇前端，感受气流缓慢匀速地呼出。吸气与呼气比以1∶2或1∶3为宜。

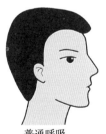
普通呼吸
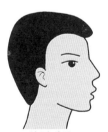
缩唇呼吸

图3-8　缩唇呼吸示意图

3. 根据病情和机体耐受情况选择合适的练习时间和频率。每天练习2次，每次10~15分钟。

【注意事项】

1. 告知患者呼气时必须被动放松，避免腹肌收缩。

2. 告知患者如练习过程中出现任何不适，及时通知医务人员。

腹式呼吸

【操作目的】

加强胸、膈呼吸肌的肌力和耐力，帮助控制呼吸频率，使更多的气体进入肺部，减少呼吸功耗。

【操作步骤】

1. 护士协助患者取平卧位或半坐卧位，协助患者两膝半屈，使腹肌放松，一手放在胸部，另一手放在腹部。

2. 用鼻慢深吸气，吸气时腹部向外挺出，呼气时腹部向内凹陷（图 3-9）。

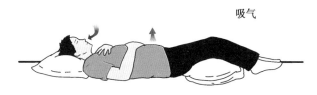

吸气

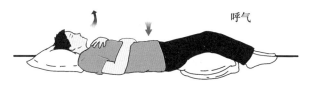

呼气

图 3-9 腹式呼吸示意图

3. 每天练习 2 次，每次 10~15 分钟。

【注意事项】

1. 呼气和吸气应缓慢均匀，避免用力呼气或呼气过长，以免发生喘息、憋气、支气管痉挛。

2. 根据患者耐受情况，可于腹式呼吸练习时配合缩唇呼吸，练习过程中注意观察患者的生命体征、呼吸情况及病情变化。

操作 3-2　有效咳嗽

【操作目的】

在不加重病情或增加支气管痉挛的前提下，增加呼吸道分泌物清除效率。

【操作步骤】

1. 协助患者取坐位或立位，上身略前倾。

2. 嘱患者缓慢深吸气，屏气 2 秒钟后收缩腹肌，用力连续咳嗽 3 次。

3. 停止咳嗽，缩唇将余气尽量呼出。

4. 连做 2~3 次，休息和正常呼吸几分钟后再重新开始。

5. 必要时护理人员可协助叩击背部，促进咳嗽咳痰。无能力自主咳嗽或咳嗽反射差者，应选择吸痰。

6. 患者可配合腹式呼吸。

【注意事项】

1. 胸腹部外伤或手术后患者，为避免因咳嗽而加重伤口疼痛，告知患者可采用双手轻压伤口两侧，亦可使用胸腹带，以抑制咳嗽所致的伤口局部牵拉。

2. 胸痛明显者，可遵医嘱服用止痛剂 30 分钟后再进行有效咳嗽锻炼，以减轻疼痛。

3. 有心脑血管疾病及动脉瘤患者避免用力咳嗽。

操作 3-3 雾化吸入

雾化吸入是应用雾化装置将药液分散成细小的雾滴以气雾状喷出，使其悬浮在气体中经鼻或经口由呼吸道吸入的方法，临床常用的雾化吸入法包括超声波雾化吸入法、氧气雾化吸入等不同方法。

超声波雾化吸入法

【操作目的】

1. 湿化气道，稀释痰液，利于分泌物排出。

2. 解除支气管痉挛，使气道通畅。

3. 预防和治疗呼吸道感染。

4. 雾化给药。

超声波雾化吸入法

【操作前准备】

1. 评估患者　病情、年龄、意识状态、自理能力、心理反应及合作程度；咳痰能力及痰液黏稠度情况；呼吸频率、节律、深度；患者面部及口腔黏膜状况。

2. 患者准备　告知患者操作的目的、方法，指导患者配合。

3. 护士准备　洗手、戴口罩。

4. 用物准备　超声波雾化器、口含嘴或面罩、蒸馏水（或纯净水）、药液、无菌生理盐水、治疗巾、注射器、治疗盘。

5. 环境准备　整洁、安静。

【操作步骤】

1. 携用物至患者床旁，根据患者病情选择合适体位。如无特殊要求，应协助患者取坐位或半卧位。铺治疗巾于患者颌下。

2. 向雾化器的水槽内加入冷蒸馏水至水位线内。把雾化罐放入水槽内，用注射器抽取配制好的药液，注入雾化罐内，将水槽盖盖紧。

3. 核对患者信息。向患者解释操作的具体步骤及方法，取得配合。

4. 接通电源，根据需要调节喷雾量。

5. 当气雾喷出后，患者手持雾化器，把口含嘴放入口中，紧闭口唇，或将面罩置于口鼻部。指导患者深吸气，吸入 15~20 分钟。

6. 治疗完毕后，协助患者取出口含嘴或面罩，关闭雾化器电源。

7. 协助患者漱口，清洁患者鼻面部，取下治疗巾。协助患者取舒适卧位。

8. 观察治疗效果，整理用物，洗手、记录、签字。

氧气雾化吸入

【操作目的】

1. 湿化气道，稀释痰液，利于分泌物排出。

2. 解除支气管痉挛，使气道通畅。

3. 预防和治疗呼吸道感染。

4. 雾化给药。

氧气雾化吸入

【操作前准备】

1. 评估患者 病情、年龄、意识状态、自理能力、心理反应及合作程度；咳痰能力及痰液黏稠度情况；呼吸频率、节律、深度；患者面部及口腔黏膜状况。

2. 患者准备 告知患者操作的目的、方法，指导患者配合。

3. 护士准备 洗手、戴口罩。

4. 用物准备 氧气雾化器、口含嘴或面罩、湿化瓶、药液、无菌生理盐水、治疗巾、注射器、清洁盘。

5. 环境准备 整洁、安静。

【操作步骤】

1. 携用物至患者床旁，根据患者病情选择合适体位。如无特殊要求，应协助患者取坐位或半卧位。铺治疗巾于患者颌下。

2. 核对患者信息。向患者解释操作的具体步骤及方法，取得配合。

3. 安装氧气表及湿化瓶，连接雾化管道，将配制好的药液注入雾化罐内。

4. 调节氧流量，使雾化气体流量适当。

5. 当气雾喷出后，患者手持雾化器，把喷气管放入口中，紧闭口唇，或将面罩置于口鼻部。指导患者深吸气，可使药液充分达至支气管和肺内，吸入 15~20 分钟。

6. 治疗完毕后，协助患者漱口，清洁患者鼻面部，取下治疗巾。协助患者取舒适卧位。

7. 观察治疗效果，整理用物，洗手、记录、签字。

【注意事项】

1. 餐前或者饭后半小时后进行雾化，可防止气雾刺激引起呕吐。

2. 雾化器一人一用，并及时消毒，使用后冲洗、干燥。操作者在治疗前后需洗手，以减少病原菌在患者间传播。

3. 雾化前需充分清除气道内分泌物，有利于提高药物在下呼吸道和肺内沉积。

4. 雾化吸入时，尽量避免呼吸机管路打折并加用呼吸过滤器。

操作 3-4　胸部叩击

【操作目的】

清除呼吸道分泌物，保持气道通畅。

【适应证】

久病体弱、长期卧床、排痰无力患者。

【禁忌证】

未经引流的气胸、肋骨骨折、有病理性骨折史、咯血、低血压及肺水肿患者。

【操作前准备】

1. 评估患者 病情、年龄、意识状态、自理能力、心理反应及合作程度；呼吸道分泌物的量、黏稠度、部位。

2. 患者准备 告知患者操作目的、方法、注意事项，指导患者配合。

3. 护士准备 洗手、戴口罩。

4. 环境准备 整洁、安静。

【操作步骤】

1. 一般取侧卧位或在他人协助下取坐位。

2. 使用单层薄布保护胸廓部位，避免直接叩击引起皮肤发红，但覆盖物不宜过厚，以免降低叩击效果。

3. 叩击者两手手指弯曲并拢，掌侧呈杯状（图3-10），抖动腕关节，从肺底由下向上、由外向内，快速有节奏地叩击背部。注意避开乳房、心脏、骨突及衣服拉链、纽扣等部位。

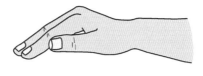

图 3-10 胸部叩击手法

4. 每次连续叩击 5~15 分钟，发出一种空而深的叩击音表示叩击手法正确。

5. 操作中鼓励患者咳嗽咳痰，密切观察患者意识及生命体征变化，如有异常立即停止叩击。

6. 操作后及时清理患者口腔，保持口腔清洁。

【注意事项】

1. 叩击可在餐前 30 分钟或餐后 2 小时进行，以避免操作中发生呕吐。

2. 根据患者体型、营养状况、耐受能力，合理选择叩击方式、时间和频率。

3. 不可在裸露的皮肤上叩击。注意保护胸、腹部伤口，合并气胸、肋骨骨折、不稳定的脊柱骨折时禁做叩击。手术患者避免术侧叩击。

操作 3-5　体位引流

【操作目的】

清除呼吸道分泌物，保持气道通畅。

体位引流

【操作前准备】

1. 评估患者　病情、年龄、意识状态、自理能力、心理反应及合作程度；呼吸道分泌物的量、黏稠度、部位。

2. 患者准备　告知操作目的、方法、注意事项，指导患者配合。

3. 护士准备　洗手、戴口罩。

4. 环境准备　整洁、安静。

【操作步骤】

1. 引流前测量患者生命体征（脉搏、呼吸、血压、血氧饱和度），对于痰液黏稠不易咳出者，可先遵医嘱予患者雾化吸入以湿化气道。

2. 根据患者病灶部位和患者的耐受程度选择合适的体位（图3-11）。原则上病变部位位于高处，引流支气管开口向下，有利于潴留的分泌物随重力作用流入大支气管和气管，进而排出。如病变在下叶、舌叶或中叶者，取头低足高略向健侧卧位；如位于上叶，则采取坐位或其他适当姿势，以利引流。

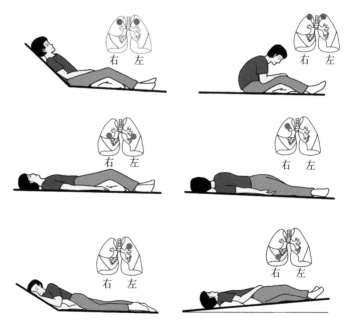

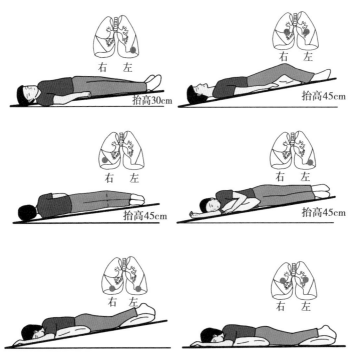

图 3-11 体位引流示意图

3. 引流时，嘱患者间歇做深呼吸后用力咳嗽，可采用胸部物理治疗的方法（叩背、振动排痰等）帮助患者排痰。

4. 引流顺序　先上叶，后下叶；若有两个以上炎性部位，应引流痰液较多的部位。

5. 引流时间　根据病变部位、病情和患者状况，每天1~3次，每次15~20分钟。

6. 引流完毕，再次进行肺部听诊，评价体位引流的效果。

7. 协助患者取舒适体位并漱口，以保持口腔清洁。记录排出的痰量和性质，必要时送检。

【注意事项】

1. 体位引流一般在餐前 30 分钟或 2 小时进行。

2. 引流过程中，密切观察病情变化，出现心律失常、血压异常等并发症时，立即停止引流并及时处理。

3. 如果出现以下体位引流效果良好的指标，应继续进行此治疗：排痰量增加、症状改善、血气测定值或血氧饱和度改善或恢复正常。

操作 3-6 振动排痰法

【操作目的】

清除呼吸道分泌物，保持气道通畅。

【操作前准备】

1. 评估患者 病情、年龄、意识状态、自理能力、心理反应及合作程度；呼吸道分泌物的量、黏稠度、部位。

2. 患者准备 告知患者操作目的、方法，指导患者配合。

3. 护士准备 洗手、戴口罩。

4. 用物准备 振动排痰仪。

5. 环境准备 整洁、安静。

【操作步骤】

1. 护士携带用物至患者床旁，连接电源，将叩头罩套于叩头上，悬挂备用（图3-12）。

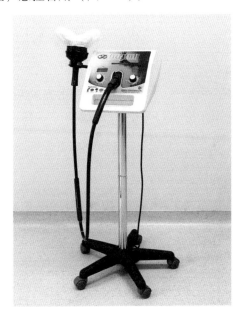

图 3-12　振动排痰仪

2. 听诊患者背部，确定排痰部位，协助患者暴露背部振动部位。

3. 打开振动排痰仪开关，根据医嘱设定振动频率和振动时间。

4. 按照自下而上、由外向内的顺序依次叩击，操作时叩击头与患者肋缘充分紧密贴合。

5. 建议每次治疗 10~20 分钟；振动治疗过程中，注意观察患者生命体征，倾听患者不适主诉。

6. 治疗结束后，关机，协助患者用力咳嗽，再次予以肺部听诊评估振动排痰效果。

7. 协助患者漱口、咳痰。评估痰液颜色、量和性状。

【注意事项】

1. 根据患者病情、年龄选择适当的振动频率和时间，操作时间安排在餐前 1~2 小时，或餐后 2 小时进行。

2. 叩击头要使用塑料或一次性纸质叩击罩，避免交叉感染。

3. 振动机的叩击头应避开胃肠、心脏。

4. 操作前可进行 20 分钟雾化治疗，操作后指导患者深呼吸及有效咳嗽，必要时吸痰。

操作 3-7　经人工气道吸痰

【操作目的】

及时清除呼吸道分泌物或呕吐物，保持气道通畅，获得化验标本。

【操作前准备】

1. 评估患者　病情、年龄、意识状态、自理能力、心理反应及合作程度；呼吸道分泌物的量、黏稠度、部位；吸氧流量；有无呼吸困难、发绀，口鼻腔黏膜情况，人工气道位置和固定情况，肠内营养的方式和时间、误吸的风险等。

经人工气道吸痰

2. 患者准备 告知患者操作目的、方法、注意事项，指导患者配合。

3. 护士准备 洗手、戴口罩。

4. 用物准备 负压吸引器或中心负压吸引装置、一次性吸痰管、手套、生理盐水、含氯消毒溶液、弯盘、纱布，必要时备压舌板、开口器、舌钳、口咽通气道、电插板等。

5. 环境准备 整洁、安静。

【操作步骤】

1. 携带用物至患者床旁，吸痰前协助患者取舒适卧位。检查患者口鼻腔，取下活动义齿，协助患者头部转向一侧，面向操作者。

2. 吸痰前给予纯氧或提高氧流量 30~60 秒。

3. 连接吸引装置 接吸引器电源或中心负压吸引装置，检查吸引器、管道有无漏气。

4. 调节负压 调节合适负压吸引压力。压力表上数值应显示在绿色区域范围内。

5. 打开吸痰管外包装，无菌手套戴于操作手，再用另一只手取吸引头与吸痰管（图3-13）连接，注意勿污染操作手。

6. 再次检查负压通畅，断开呼吸机，将吸痰管于无负压状态送至人工气道底部，开放负压，左右旋转吸痰管上提吸痰，动作轻柔。通常先吸人工气道内再吸口鼻腔。

7. 吸痰完毕后，立即断开吸痰管，迅速连接呼吸机，予纯氧 2 分钟，观察患者痰液情况（量、颜色、性状）、生命体征变化（血压、脉搏、呼吸、血氧饱和度）。

8. 断开吸痰管，用手套翻转包裹后，置于医用垃圾袋中，冲洗吸痰管路。

9. 清洁患者口鼻，协助患者取安全、舒适卧位。

10. 整理用物，按医疗垃圾分类处理用物，洗手、记录、签字。

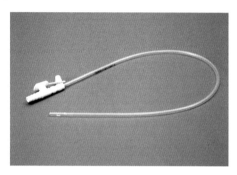

图 3-13　吸痰管

【注意事项】

1. 气管内吸痰应按需进行。

2. 气管内吸痰前不建议常规使用生理盐水滴注。

3. 一次吸痰时间不超过 15 秒，需再次吸引时应间隔 3~5 分钟。吸痰过程中，密切观察心电变化及缺氧表现，一旦出现心律失常或氧饱和度降至 90%，应立即停止吸痰，待生命体征恢复后可再吸。

4. 密闭式吸痰装置无须每日更换，破损或污染时则应及时更换。

5. 对于无机械通气的患者，如果患者不能自主清除痰液，应及时评估患者情况，按需为患者吸痰。

操作 3-8　气管切开伤口换药

【操作目的】

1. 检查、观察伤口恢复情况。

2. 清除创口周围的分泌物，减少细菌及分泌物刺激。

3. 促进创面愈合，使患者舒适。

【操作前准备】

1. 评估患者　病情、年龄、意识状态、自理能力、心理反应及合作程度；能否有效地咳出痰液及痰液的颜色、量、气味；口腔黏膜、咽部有无异常。

2. 告知患者　气管切开换药的目的、方法、注意事项及配合方法。

3. 操作护士　洗手、戴口罩。

4. 用物准备　治疗车、手消毒液、无菌换药盘、无菌剪口纱、无菌生理盐水、碘伏、治疗巾、手套、胶布、棉签。

5. 环境准备　整洁、安静。

【操作步骤】

1. 护士备齐用物至患者床旁，核对并解释。取得患者的配合，协助患者取合适体位（坐位或仰卧位），充分暴露颈部伤口。

2. 换药前充分吸痰，观察气道是否通畅，防止换药时痰液外溢污染。

3. 打开治疗包,在患者颈、肩下铺治疗巾,检查系带松紧度是否合适,有无死结,用镊子取出套管下所垫纱布,观察气管切开伤口有无红肿、分泌物以及皮下气肿。

4. 使用消毒棉球擦拭伤口缝线及周围皮肤(顺序:从内向外)。

5. 取另一把镊子将无菌纱布敷料完全覆盖气管切开伤口。

6. 操作前后检查气管切开套管位置、气囊压力及固定带松紧度,防止操作过程中因牵拉使导管脱出。

7. 撤去治疗巾,恢复患者原体位或舒适卧位,整理衣服及床单位。洗手、记录、签字。

操作 3-9 留取痰标本

【操作目的】

1. 根据医嘱采集患者痰标本,进行临床检验,为诊断和治疗提供依据。

2. 采集常规痰标本做涂片,经特殊染色检查细菌、寄生虫或癌细胞等。

3. 培养标本 检查痰液中致病菌。

【操作前准备】

1. 评估患者 病情、年龄、意识状态、自理能力、心理反应及合作程度;能否有效地咳出痰液及痰液的颜色、量、气味;口腔黏膜、咽部有无异常。

2. 患者准备　告知采集痰标本的目的、方法、采集时间、注意事项及配合方法。

3. 护士准备　洗手、戴口罩。

4. 用物准备　留痰容器（集痰器）、漱口液、化验单或条码（注明患者科室、床号、姓名、住院号）。

5. 环境准备　整洁、安静。

【操作步骤】

1. 护士备齐用物至患者床旁，核对并解释。

2. 痰标本的采集　患者留取痰液要在清晨起床后、未进食前，先漱口。

3. 咳痰前要深吸气，然后用力咳出气管深部的痰液。

4. 将咳出痰液置于无菌集痰器内（图 3-14），盖好瓶盖。

5. 为机械通气患者吸痰时，戴无菌手套，将集痰器（图 3-15）分别连接吸引器和吸痰管，将痰吸入吸痰器内，盖好瓶盖。

6. 观察患者痰液的量、颜色、性质，如果所留取痰标本不合格，应重新留取。

7. 留取痰液完毕，协助患者取安全、舒适体位。

8. 整理用物，洗手、记录、签字，及时将痰标本送检。

【注意事项】

1. 尽量在抗生素治疗前采集标本。嘱患者先行漱口，并指导或辅助其深咳嗽，留取脓性痰送检。无痰患者检查分枝杆菌和肺孢子杆菌可用高渗盐水雾化吸入。真菌和分枝杆菌检查应收集 3 次清晨痰标本，对于厌氧菌、肺孢子菌，采用支气管肺泡灌洗液标本进行检查的阳性率可能更高。

2. 采集标本操作规范，采集方法、采集量和采集时间要准确，如为痰培养标本，应严格无菌操作，避免因操作不当污染标本，影响检验结果。

3. 如患者伤口疼痛无法咳嗽，可用软枕或手掌压迫伤口，减轻伤口张力，减少咳嗽时的疼痛。

4. 尽快送检，不得超过 2 小时。延迟送检或待处理标本应置于 4℃保存（疑似肺炎链球菌感染不在此列），保存的标本应在 24 小时内处理。

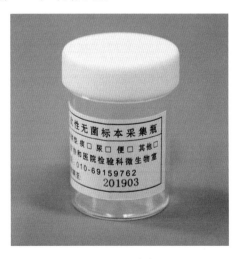

图 3-14　痰盒

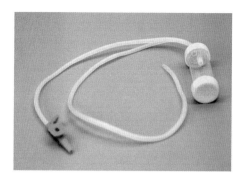

图 3-15 集痰器

操作 3-10 手卫生

【操作目的】

清除手上污垢和大部分暂住细菌。

手卫生

【操作前准备】

1. 护士准备 评估手部皮肤是否有破损，指甲是否过长，取下手表。

2. 用物准备 洗手池设备、清洁剂（如洗手液、肥皂等）、擦手纸（或毛巾、干手机）。

3. 环境准备 清洁、宽敞。

【操作步骤】

1. 淋湿双手，取适量洗手液均匀涂抹至整个手掌。

2. 按照六步洗手法清洁双手

（1）掌心相对揉搓。

（2）手指交叉，掌心对手背揉搓。

（3）手指交叉，掌心相对揉搓。

（4）弯曲手指关节在掌心揉搓，两手交替进行。

（5）拇指在掌中揉搓，两手交替进行。

（6）指尖在掌心中揉搓，两手交替进行。

（7）流动水冲洗皂液，纸巾擦干双手，整个洗手过程在40~60秒之间。

【注意事项】

1. 洗手方法正确，特别注意指尖、指缝、拇指、指关节等处的清洗，保证手部的各个部位均洗到并冲十净。

2. 擦手巾应保持清洁干燥。

七　常用药物使用注意事项

【常用抗感染药物】

（一）青霉素类

本类常见药物包括青霉素、耐酶青霉素、氨苄西林类、抗假单胞菌青霉素、美西林及甲氧西林类等。目前临床应用的多为半合成广谱青霉素或与其酶抑制剂的合剂。

1. 青霉素钠盐或钾盐的水溶液均不稳定，应现配现用。必须保存时，应置冰箱中，以在当天用完为宜。

2. 临床应用青霉素类时，较多出现过敏反应，包括皮疹、药物热、血管神经性水肿、血清病型反应、过敏性休克等，其中以过敏性休克最为严重。因此在应用青霉素前，应问清患者曾否用过青霉素，有无过敏反应史。

3. 对有青霉素过敏史的患者，宜改为其他药物治疗。

对于无青霉素过敏史者，成人在 7 日内未用过青霉素者、小儿在 3 日内未用过青霉素者均应进行青霉素皮试。

4. 皮试呈阴性者，在用药过程中也还有可能出现过敏反应。因此在注射药物后，应严密观察患者 20 分钟，无反应发生方可离开。遇到任何类型的过敏反应或患者主诉不适，应立即停止继续给药。如发生过敏性休克，应及时进行抢救。

5. 本类药物可透过胎盘、进入乳汁，其主要排除途径是尿液，因此可能在母婴间引起交叉过敏反应。

6. 大剂量应用本类药物时，可出现神经精神症状，如反射亢进、知觉障碍、幻觉、抽搐、昏睡等，也可致短暂的精神失常，停药或降低剂量可恢复。

（二）头孢菌素类

本类药物应用较为广泛，按其发明年代的先后和抗菌性能的不同分为四代。

1. 多数头孢菌素类药物可致恶心、呕吐、食欲减退等反应。

2. 对青霉素过敏及过敏体质者应慎用。

（三）单环 β 内酰胺类

该类药属于窄谱抗生素，主要针对需氧革兰阴性菌和铜绿假单胞菌。

1. 进餐时服药可减少胃肠道反应。

2. 酯化红霉素具有一定的肝毒性，宜短期少量应用。肝功能损害患者需适当减量，并定期复查肝功能。

（四）碳青霉烯类

本类药物具有抗菌谱广、抗菌活性强等特点，常用药物包括亚胺培南（泰能）、美罗培南（美平）等。

1. 本类药物不良反应包括：二重感染及肠道菌群失调、胃肠道反应、神经系统毒性（诱发癫痫）、过敏反应及注射部位反应及转氨酶升高等。

2. 连续静脉应用时间不宜过长。

（五）喹诺酮类

本类药物为繁殖期杀菌药，常见药物包括诺氟沙星、氧氟沙星（可乐必妥）、莫西沙星（拜复乐）、吡哌酸等。

1. 本类药物可影响软骨发育，严禁用于 18 岁以下儿童和妊娠、哺乳期妇女。

2. 大剂量或长期应用本类药物易致肝损害。

3. 本类药物可能引起皮肤光敏反应、关节病变、肌腱断裂等，并偶可引起心电图 QT 间期延长，用药期间应注意观察。

（六）氨基苷类

氨基苷类注射剂主要用于革兰阴性杆菌和革兰阳性球菌的合并用药。常见药物包括链霉素、新霉素、卡那霉素、庆大霉素、阿米卡星等。

1. 可能出现肾毒性、耳毒性和神经肌肉组织作用，用药期间应监测肾功能。严密观察患者听力及前庭功能以及神经肌肉阻滞症状。一旦出现上述不良反应先兆时须及时停药。

2. 孕妇注射本类药物可致新生儿听觉受损，应禁用。

3. 本类药物的毒性反应与血药浓度密切相关。因此在用药过程中宜进行药物监测。

4. 本类药物与强利尿药（如呋塞米、依他尼酸等）联用可加强耳毒性，与其他有耳毒性的药物（如红霉素）联合应用时，耳中毒可能性会增加。

5. 本类药物与头孢菌素类联合应用，可致肾毒性加强。与肌肉松弛药或具有此种作用的药物（如地西泮等）联合应用时可致神经肌肉阻滞作用加强。

（七）大环内酯类及林克酰胺类

本类常见药物包括阿奇霉素、克拉霉素、林克霉素等。

1. 本类药物可引起消化道反应，如恶心、呕吐、舌炎、肛门瘙痒等。长期使用可致伪膜性肠炎，其先驱症状为腹泻，遇此症状应立即停药。必要时可用去甲万古霉素治疗。

2. 本类药物可致氨基转移酶升高、黄疸等，肝功能不全者慎用。长期应用应定期检查血象和肝功能。

3. 本类药物不可直接静脉注射，进药速度过快可致心搏暂停和低血压。静脉滴注时，每 0.6～1g 需用 100ml 以上输液稀释，滴注时间不少于 1 小时。

4. 孕妇及哺乳妇女慎用。1 月龄以下的新生婴儿禁用。

（八）糖肽类

本类药物主要通过抑制细菌细胞壁的合成发挥杀菌作用，具有一定的肾毒性、耳毒性，用药期间定期复查肾功能、尿常规和听力改变。

（九）硝基咪唑类

本类常见药物包括甲硝唑、替硝唑、奥硝唑等。主要应用于抗滴虫、抗阿米巴原虫和抗厌氧菌感染。

1. 应用本类药物期间应减少钠盐摄入量，如食盐过多可引起钠潴留。

2. 本类药物可抑制乙醛脱氢酶，因而可加强乙醇的作用，导致双硫仑样反应，故用药期间和停药 1 周内，禁用含乙醇的饮料或药品。

3. 孕妇禁用。

【常用促进痰液稀释和排出的药物】

（一）氨溴索

1. 不良反应较少，仅少数患者出现轻微的胃肠道反应，如胃部不适、胃痛、腹泻等。偶见皮疹等过敏反应。

2. 妊娠头 3 个月慎用。

3. 对本品过敏者禁用，出现过敏反应症状应立即停药。

（二）桃金娘油

极个别有胃肠道不适及原有的肾结石或胆结石的移动。偶有过敏反应，如皮疹、面部水肿、呼吸困难和循环障碍。

（三）溴己新

1. 对胃肠道黏膜有刺激性，胃炎或胃溃疡患者慎用。

2. 偶有恶心、胃部不适，减量或停药后可消失。

（四）乙酰半胱氨酸

1. 使用乙酰半胱氨酸，特别是开始用喷雾剂方式治疗时可液化支气管内的分泌物，并刺激分泌物量增加。如果患者不能适当排痰，应做体位引流或通过支气管内吸痰方式将分泌物排出，以避免分泌物潴留阻塞气道。

2. 本品可引起呛咳、支气管痉挛、恶心、呕吐、胃炎等不良反应。减量即可缓解。如遇恶心、呕吐，可暂停给药。

3. 不宜与金属、橡皮、氧化剂、氧气接触，故喷雾器须用玻璃或塑料制作。

4. 本品应临用前配制，用剩的溶液应密封贮于冰箱中，于48小时内用完。

八、 呼吸机清洗与消毒操作规范

【呼吸机的清洗、 消毒原则】

1. 呼吸机外置管路及附件应达到一人一用一消毒。消毒方法首选清洗消毒机。

2. 清洗前应仔细检查管道内有无痰痂、血渍、油污及其他污物。

3. 消毒前应尽可能将连接部分彻底拆卸，拆卸后应立即送清洗、消毒。

4. 送气口及排气口均安装过滤器的呼吸机内置管路一般不需要常规清洗消毒，请工程师根据呼吸机的特点定期维修保养（维修保养时间根据各厂商具体要求进行）。

5. 手工清洗消毒时，在保证操作人员安全和环境安全的前提下，应遵循先彻底清洁，再消毒的程序。

6. 特殊感染患者使用的呼吸机管路（包括结核分枝杆菌、艾滋病病毒、乙肝病毒、耐甲氧西林金黄色葡萄球菌、耐甲氧西林表皮葡萄球菌等耐药菌群感染等）应单独进行清洗、消毒。

7. 如临床怀疑使用呼吸机患者的感染与呼吸机管路相关时，应及时更换清洗、消毒外置管路及附件，必要时对呼吸机进行消毒。

8. 呼吸机各部件消毒后，应干燥后才可保存备用。

9. 医院使用的消毒剂、消毒器械或其他消毒设备，必须符合《消毒管理办法》的规定。

10. 消毒处理过程中应避免物品再次污染。用化学消毒剂消毒后的呼吸机管路应用无菌蒸馏水彻底清洗。

【呼吸机各部位的清洗和消毒】

（一）呼吸机外表面的清洁与消毒

呼吸机外表面（包括界面、键盘、万向臂架、电源线、高压气源管路等）应每日清洁，特殊耐药菌感染者使用的呼吸机应增加清洁频次。可采用 75% 的乙醇或含氯消毒液（500mg/L，多重耐药菌浓度调整为 1000mg/L）进行擦拭，擦拭完毕后，再用清水擦拭。切勿使液体进入呼吸机内部。

（二）呼吸机管路及湿化罐的清洗与消毒

1. 清洗消毒方法的选择　对呼吸机管路清洗消毒首选机械清洗热力消毒法，其他方法包括化学消毒剂消毒法、机械清洗热力消毒法、环氧乙烷灭菌法。

2. 人工清洗消毒法　药物溶液浸泡消毒是目前最常见

的方法。

（1）医务人员在清洗消毒前应穿戴必要的防护用品，如口罩、帽子、手套、防溅屏、防护镜等。

（2）彻底地拆卸呼吸外置回路的各处连接，仔细检查管道内有无痰痂、血渍及其他污物残留。

（3）将洗净的管路及附件浸泡在有效的消毒液中，浸泡时要将其全部浸泡在消毒液中，管路不应有死弯，中空物品腔内不应有气泡存在；或单独封装进行环氧乙烷消毒。

（4）消毒方法或消毒液的选择应根据各医院的具体情况选择，且各消毒液浸泡的时间应根据各消毒液的说明书来调整。常用的消毒方法是 1000mg/L 的有效氯消毒液浸泡 30 分钟。

（5）采用消毒液浸泡方法消毒后的管路和配件，应用无菌水彻底冲洗。

（6）呼吸机外置回路消毒完成后，晾干或烘干，组装后装入清洁袋内，干燥保存备用，清洁袋上需标注日期。

3. 机械清洗热力消毒法　建议有条件的医院首选全自动清洗消毒机。通过预先设置好的标准程序，一次性完成管路等物品的清洗、消毒、漂洗、干燥。

（1）医务人员在清洗消毒前应穿戴必要的防护用品，如口罩、帽子、防护镜、手套等。

（2）用戴手套的手将呼吸机外置回路的部件完全拆卸，各部件按清洗消毒机厂商操作说明所述方法放置。

（3）正确放置呼吸机外置回路后，按照清洗消毒机厂商的说明选择适宜的程序进行清洗消毒。湿热消毒温度应

≥90℃，时间≥5分钟，或 AO 值≥3000。

（4）呼吸机清洗、消毒、烘干自动完成后，取出并进行组装，装入清洁袋内干燥保存备用。清洁袋上需标注日期。

（三）其他呼吸机配件的清洗与消毒

1. 呼吸机主机或空气压缩机的空气过滤网　首先取下过滤网，用清水冲净表面尘埃，用力甩干或晾干后安装上即可，无须常规消毒，如有污染应及时进行清洗。

2. 呼吸机内部可拆卸呼气管路、流量传感器等应根据各厂商提供的方法进行清洗消毒。

3. 呼气阀　打开呼气阀用水彻底清洗，送环氧乙烷消毒。呼出阀膜片（金属片）用 75% 乙醇浸泡 12 小时后晾干待用。常规一周更换一次，感染患者用后即刻更换。

4. 模拟肺　75% 乙醇擦拭。

5. 简易呼吸器　每个患者专用，用后将球体和安全阀用含氯消毒液浸泡 30 分钟后，清水彻底冲洗擦干，鸭嘴阀用 75% 乙醇浸泡 30 分钟后擦干。将简易呼吸器重新连接后打包送环氧乙烷消毒。

6. 温度传感器　管路接口处，安装管路前，用 75% 乙醇擦拭接口。

7. 呼吸滤器　用后环氧乙烷消毒，保持干燥。

【清洗消毒效果的质量监测】

应定期对呼吸机的消毒进行采样和分析。监测标准：菌落总数≤20CFU/件，如高度怀疑医院感染暴发与呼吸机相关感染时应及时监测。

第四篇

泌尿系统感染护理规范

泌尿系统感染（urinary tract infection，UTI）又称尿路感染，是指各种病原微生物在机体尿路中生长、繁殖，侵犯尿路黏膜或组织而引起的炎症性疾病。根据感染发生部位的不同，可分为上尿路感染和下尿路感染，肾盂肾炎、输尿管炎为上尿路感染，其中以肾盂肾炎更为常见；膀胱炎、尿道炎属于下尿路感染，以膀胱炎更多见。泌尿系统感染是仅次于呼吸道及消化道的感染性疾病，其临床表现和结局变化很大，且在不同性别、不同年龄中均可发病，威胁着人类健康。

知识拓展

导尿管相关性尿路感染的定义

导尿管相关性尿路感染（catheter-associated urinary tract infection，CAUTI）：指留置导尿管或者拔除尿管48小时内发生的泌尿系统感染。导尿管相关性尿路感染是常见的院内感染之一，留置尿管患者CAUTI发生率高达34%每千置管日，仅次于呼吸道感染，占医院感染的40%以上。

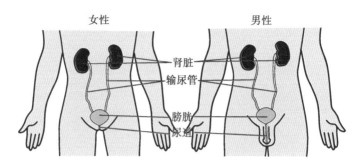

图 4-1 泌尿系统解剖结构图

■ 临床表现

不同类型的泌尿系统感染其临床表现有所不同，现针对常见的泌尿系统感染加以介绍。

【急性肾盂肾炎】

通常起病较急，其临床表现与感染程度有关，常表现为两组症状群。

1. 全身症状 如发热、寒战、头痛、全身酸痛、恶心、呕吐、食欲下降等，体温多在 38℃ 以上，常伴有血白细胞计数增高和血沉加快。

2. 泌尿系统症状 包括尿频、尿急、尿痛、排尿困难、腰痛和（或）下腹部疼痛等，体格检查常有肋脊痛及输尿管点压痛，肾区压痛和叩痛。

【膀胱炎】

主要表现为尿频、尿急、尿痛、耻骨上膀胱区或会阴部不适、尿道烧灼感、下腹部疼痛等，部分患者迅速出现排尿困难。尿液常混浊，并有异味，偶可见血尿，一般无明显全身感染症状，但少数可有腰痛，体温正常或仅有低热，一般不超过 38.5℃，血白细胞计数常不增高。

【无症状菌尿】

无症状菌尿（asymptomatic bacteriuria，ASB）是一种隐匿性尿路感染，指患者有真性细菌尿，而无泌尿系统感染的症状，可由症状性泌尿系统感染演变而来或无急性泌尿系统感染病史。多见于老年女性和妊娠期妇女，发病率随年龄增长而增加，患者无任何泌尿系统感染症状。

知识拓展

常用诊断方法

1. 尿常规　白细胞数异常、亚硝酸盐阳性，都提示可能有泌尿系统感染。

2. 尿沉渣检查　白细胞尿，也称脓尿，清洁尿沉渣镜检每高倍视野白细胞 >5 个，提示有泌尿系统感染，但不能据此诊断为泌尿系统感染，因白带污染、间质性肾炎、结核都可表现为白细胞尿。

3. 细菌培养和菌落计数　细菌培养和菌落计数是诊断泌尿系统感染的主要依据。中段尿和导尿都不可避免污染，需要进行定量培养。

（1）革兰阴性菌感染：二次培养细菌菌落数 >10^5CFU/ml 且为同一细菌即可诊断为泌尿系统感染，细菌菌落数 <10^4CFU/ml 可能是污染，细菌菌落数 10^4 ~10^5CFU/ml 需要复查。

（2）革兰阳性菌感染：二次培养 >10^3CFU/ml 且为同一细菌即可诊断为泌尿系统感染。

上述数值在急性泌尿系统感染和未曾应用抗菌药物（或至少停用抗生素 48 小时）的病例中有意义，慢性病例和已用过药物者则常常难以判断，必须结合临床症状分析。

4. 影像学检查　常见的影像学检查包括腹部平片、B 超、静脉尿路造影、CT 等，主要目的是为了发现尿路结石、梗阻、畸形等可以通过外科手段纠正的病因。

二、危险因素及评估

评估危险因素，筛查出易感人群，加强预防，对减少泌尿系统感染的发生具有重要意义。常见的危险因素主要如下。

（一）性别和年龄因素

女性尿道短而宽，且距离肛门较近，开口于阴唇下方，是女性容易发生尿路感染的重要因素，尤其是育龄期、妊娠期及绝经后的女性更易发生感染。包皮、包茎过长是男性尿路感染的诱发因素。

对于 60 岁以上的人群而言，由于免疫力低下、激素改变、患病卧床等原因，在外来细菌的侵袭下极易发生泌尿系统感染。

（二）尿路梗阻因素

任何阻碍尿液自由流出的因素，如尿路结石、膀胱癌、尿路狭窄、前列腺增生等疾病均可导致尿液蓄积，细菌不易被及时冲刷出尿道，进而在局部大量繁殖导致感染发生。

（三）泌尿系统功能和结构异常因素

包括膀胱-输尿管反流以及马蹄肾、异位肾、输尿管畸形、肾盂畸形、膀胱外翻、神经源性膀胱等，均是泌尿系统感染的易感因素。

（四）医源性因素

某些侵入性操作（如导尿、留置导尿管、膀胱造瘘管、膀胱镜检查、输尿管镜检查、逆行性尿路造影、尿道扩张、前列腺穿刺活检等）可能造成膀胱、尿道黏膜的损伤、水肿与不适，并可将前尿道或尿道口的细菌带入膀胱或上尿路，所用物品或设备被污染，操作中违反无菌原则等均可导致泌尿系统感染发生的危险性增加。

（五）机体免疫力低下因素

如长期卧床的重症慢性疾病、糖尿病、慢性肾脏疾病、晚期肿瘤、肾移植术后、长期使用肾上腺糖皮质激素类药物、近期应用抗生素和免疫抑制剂（特别是存在基础疾病、久病体弱及高龄者）、营养不良、慢性腹泻等。

（六）代谢及其他因素

慢性失钾、高尿酸血症、高钙血症、酸碱代谢异常、妇科炎症、细菌性前列腺炎等。

（七）不良生活习惯和方式

个人卫生习惯不良、不洁性生活或性生活频繁、性生活前后不排尿、抽烟酗酒、饮水少、憋尿等，均可增加泌尿系统感染的风险。

三、 预防措施

制订切实有效的防范措施，对于降低泌尿系统感染发生的危险及其发生率具有重要意义。

【病情观察】

1. 每日评估患者的精神状态、意识、体温有无升高、营养状况以及有无紧张、焦虑等不良反应，并及时提供相应支持和护理。

2. 每日评估患者排尿情况，包括排尿次数、尿量及尿液性状，有无尿急、尿痛及其严重程度，有无排尿困难、下腹部不适等。

3. 每日评估患者肾区有无压痛、叩击痛，输尿管点有无压痛，尿道口有无红肿等。关注患者主诉，如出现不适症状，应及时处理。

4. 及时查看患者实验室检查结果，如尿常规、尿培养及相关影像学检查结果等。

【基础护理】

1. 根据患者病情需要实施会阴部护理，原则上 1~2 次/天（分泌物过多、大小便失禁等特殊情况可增加频次），以保持会阴部清洁。若患者自理能力较好且病情允许时，鼓励并指导患者自己进行会阴部清洁。

2. 在患者病情允许的情况下，鼓励其尽早离床活动，必要时为其提供相应的辅助工具，并注意保障患者安全。

【饮食指导】

1. 如病情允许，鼓励患者白天多饮水、勤排尿，以达到生理性冲刷尿道、减少细菌在尿路蓄积的目的。成人饮水量达 2000~3000ml/d，尽量每 2~3 小时排尿一次，维持尿量达 1500ml/d 以上。入睡前限制饮水，减少夜间尿量，以免影响患者休息。

2. 行间歇导尿的患者在病情允许情况下，成人每日液体摄入量保持 1500~2000ml，包括水、汤、果汁、粥、麦片等所有饮品及静脉输液量（行静脉输液治疗者，必要时可遵医嘱短时留置导尿管）。

【预防导尿管相关性泌尿系统感染】

1. 尽量减少泌尿系统的侵入性操作，如导尿、留置导尿等（具体操作步骤见护理操作要点），应了解和严格掌握适应证，仅在必要的情况下实施，必要时与医生沟通。

2. 若患者留置导尿管，为降低泌尿系统感染发生的危险，应做好其置管期间的护理，除了做好以上预防要点外，还应执行的相关特殊预防措施主要包括以下几个方面。

0401

留置尿管
维护技术

（1）保持尿液引流装置密闭、通畅和完整，活动或搬运患者时夹闭引流管，防止尿液逆流。

（2）及时倾倒集尿袋（至少每 8 小时或尿液三分之二满或转运患者前排空集尿袋中尿液），同时避免集尿袋的出口触碰到收集容器并及时关闭集尿袋的排尿口，记录尿量。

（3）导尿管更换

1）对于长期留置导尿管（留置时间 ≥ 30 天）的患者，不宜频繁更换导尿管，但更换时间不应长于产品说明书要求的时限。

2）出现导尿管破损、无菌性和密闭性被破坏、导尿管结垢、引流不畅或不慎脱出等情况应及时更换。

3）出现泌尿系统感染时应遵医嘱更换或拔除导尿管，必要时遵医嘱留取尿标本进行病原学检测。

4）在尿管上标注更换日期。

（4）集尿袋更换

1）尽量避免导尿管与集尿袋之间的断开。

2）依据临床指征更换，不固定更换的时间间隔，但更换时间不应长于产品说明书要求的时限。

3）发生感染、堵塞、密闭的引流装置破坏等情况应及时更换。

4）在集尿袋上标注更换日期和时间。

（5）做好相关护理记录，如每日尿液引流系统检查和维护情况、更换导尿管或集尿袋日期和时间、继续保留导尿管的理由等。

3. 每天评估留置导尿管的必要性，特别是妇女、老人和免疫功能受损等高危患者，加强医护沟通，尽早拔除不必要的导尿管。

4. 关于抗菌药物的使用

（1）对于未置管患者，不推荐进行常规预防性应用药物，以预防泌尿系统感染的发生。

（2）对于留置导尿管患者，不推荐对导尿管、尿道或集尿袋应用抗菌药物。不推荐把全身抗菌预防作为降低导尿管相关性菌尿或导尿管相关性尿路感染的措施常规用于短期或长期导尿患者，包括接受手术患者。

（3）不推荐常规使用含消毒剂或抗菌药物的溶液进行膀胱冲洗或灌注以预防泌尿系统感染。

5. 关于膀胱冲洗的应用

（1）膀胱冲洗不作为常规预防和治疗泌尿系统感染的手段。

（2）遵医嘱需行膀胱冲洗操作时，应严格执行手卫生和无菌操作原则。

四、护理措施

发生泌尿系统感染后，除了要及时上报医院相关部门，还要为患者提供合理有效的护理措施，在一定程度上减轻患者不适症状、缩短患者感染病程、提高患者舒适度等。

【病情观察及护理】

1. 密切观察病情变化　包括患者主诉和症状、生命体征变化、尿液性状变化等，及时发现问题，及时处理。

2. 急性期如病情允许宜取屈曲位，并指导患者从事一些感兴趣的活动，如听音乐、看电视、聊天等，分散注意力，减轻焦虑，缓解尿路刺激征。

3. 症状护理　发生泌尿系统感染后，常见的症状包括发热、疼痛等，具体护理措施如下。

（1）发热护理

1）饮食护理：给予清淡、营养丰富、易消化食物，同时注意补充水分和电解质，并做好口腔护理。

2）监测生命体征，如高热持续不退或体温升高，视患者个体情况可采用冰敷、乙醇擦浴等措施进行物理降温，必要时遵医嘱给予药物降温，做好记录并观察降温效果。

3）协助大量出汗的患者及时更换潮湿的衣服和被褥，注意保持皮肤清洁干燥。

（2）疼痛护理

1）教会患者自我放松的方法，比如深呼吸、听音乐。采用膀胱区热敷或按摩、热水坐浴等解除膀胱痉挛，减轻疼痛。

2）关注患者主诉，注意观察其有无腰痛加剧，警惕并发症的发生。

3）必要时遵医嘱给予解痉止痛的药物，做好记录并及时评估疼痛缓解情况。

【基础护理】

1. 休息和睡眠　保持病室环境安静、舒适，为患者创造良好的休养环境，同时加强生活护理。

2. 保持患者会阴部清洁，做好会阴部护理（具体操作步骤见"常用护理技术"）。

3. 做好心理护理，特别是对于神经源性膀胱患者，耐心指导患者相关护理知识，缓解其不良情绪，建立良好护患关系。

【用药护理】

依据感染性质和药敏试验有针对性地用药是治疗泌尿系统感染的关键。但绝经前非妊娠妇女、老年人、留置导尿管、肾造瘘管、脊髓损伤等患者出现无症状性细菌尿时，一般不予以治疗。常用治疗药物有抗菌药物和调节尿液酸碱平衡的药物等，用药护理要点如下。

1. 遵医嘱给药，并在给药前详细询问患者基本情况及药物过敏史。

2. 熟悉药物的用法、剂量、疗程和注意事项，特别是易发生过敏的、具有耳毒性和肾毒性等不良反应的药物。

3. 给药时严格执行查对制度，给药后注意观察药物疗效及用药后不良反应。

4. 患者不在病房或因故不能用药者，暂不给药且不能将药物留于患者病室内，应做好交班。

5. 向患者及家属做好用药知识宣教，特别是抗菌药物，治疗周期内不能随意中断，原则上应持续到症状消失、尿细菌培养转阴后 2 周，具体应结合医生的诊疗与建议，以避免复发。

【宣教指导】

1. 做好相关知识宣教与护理指导，包括病情允许情况下，鼓励患者多饮水、尽早离床活动等。

2. 指导患者正确留取尿标本及维护导尿管的方法和注意事项等。

知识拓展

常用尿标本检查

尿标本检查是诊断泌尿系统感染和观察其治疗效果的常用手段，其中以尿常规检查、尿沉渣检查以及尿培养检查最为常见，具体检查目的及注意事项如下。

1. 尿常规检查

（1）主要用于测定尿液的比重、酸碱度以及尿液中有无白细胞、红细胞、蛋白质、亚硝酸盐、葡萄糖等。

（2）注意事项

1）留取尿标本前宜清洗外阴，以免经血、白带、精液、粪便等混入后导致污染。

2）留取尿标本所用容器应保证清洁干燥。

3）宜留取晨尿（即清晨第1次尿），因晨尿在膀胱内存留时间较长，各种成分浓缩，有利于尿液有形成分的检出，且无食物等因素的干扰。

4）宜留取中段尿（即连续排尿不中断，用尿杯接取中段排出的尿液）。

5）尿标本留取后宜立即送检，夏天不应超过1小时，冬天不应超过2小时。

2. 尿沉渣检查

（1）主要用于测定尿液中白细胞、红细胞、上皮细胞、管型、结晶等的数量。

（2）注意事项同"尿常规检查"。

3. 尿培养标本

（1）主要用于检查尿液中有无细菌、细菌类型、细菌数量以及细菌药敏性等，是诊断泌尿系统感染的主要依据。

（2）注意事项

1）留取尿标本前应清洗干净外阴，以免影响培养结果。

2）留取尿标本所用容器应为无菌带盖的器皿。

3）嘱患者留取清晨第 1 次尿，且必须是中段尿。

4）尿标本留好后及时盖好瓶盖，并避免用手接触无菌尿瓶瓶口和瓶盖内侧。

5）尿标本留好后应立即送检（半小时内为宜，最晚不超 2 小时），若延迟送检应放入 4℃冰箱内冷藏保存，但不能超过 24 小时。

五　健康教育

（一）给予患者及家属泌尿系统感染相关知识指导

1. 告知患者及家属泌尿系统感染的病因、疾病特点和治愈标准，使其理解多饮水、勤排尿以及注意会阴部、肛周皮肤清洁的重要性，并教会家属卧床患者会阴部护理的方法，确保其出院后仍能严格遵从。

2. 嘱患者保持规律的生活，合理饮食，避免劳累，进行适度的锻炼，增强机体抵抗力。

3. 嘱患者病情允许情况下多饮水、勤排尿，不憋尿，并告知每日饮水量和尿量的要求。

4. 嘱患者注意个人卫生，洗澡时尽量用淋浴，穿棉质内裤并勤更换，不穿紧身裤，女性患者注意排便后从前向后擦拭。

5. 教会患者或家属正确留取尿标本的方法。

6. 教会患者或家属识别泌尿系统感染的临床表现，一旦发现尽快就诊。

（二）教会留置导尿管患者自我护理方法

除上述健康教育内容外，还主要包括以下几个方面。

1. 告知患者或家属做好手卫生的重要性，并教会其正确洗手方法。

2. 教会患者或家属带导尿管时的会阴部护理方法。

3. 告知患者带导尿管洗澡时的注意事项。

4. 告知患者及家属注意保持引流装置的密闭性和通畅，避免引流管受压、打折、弯曲和尿液反流等，并观察尿道口或尿液有无异常。

5. 告知患者及家属倾倒集尿袋中尿液的注意事项。

6. 告知患者及家属应妥善固定导尿管和集尿袋，以免移位、牵拉或破坏引流装置密闭性。

7. 告知患者及家属需要更换导尿管、集尿袋的情况，并告知导尿管需由专业医护人员进行更换。

8. 告知患者及家属尽早拔除导尿管的意义和相关护理，并告知导尿管拔除需由专业医护人员进行。

9. 告知患者及家属需及时就诊的情况。

（三）教会拟行居家清洁间歇导尿的患者或家属操作方法

清洁间歇导尿术（clean intermittent catheterization, CIC）指的是在清洁条件下定时将导尿管插入膀胱规律排空尿液的方法，清洁条件即所用导尿物品和操作过程不需遵循无菌原则，但需保持清洁状态，包括导尿物品清洁干净、会阴部及尿道口清水清洗干净、插管前使用肥皂或洗手液清洁双手等。对于需行间歇导尿的患者，除给予患者及家属泌尿系统感染相关知识指导外，还应包括间歇导尿的相关知识（具体操作步骤见"常用护理技术"）。

1. 告知患者和家属清洁间歇导尿的原因、目的等。

2. 教会患者及家属清洁间歇导尿的操作方法和注意事项。

3. 告知其正确操作的重要性，同时护士需亲自观看并指导操作者操作，合格后方允许其自行导尿。

4. 告知患者及家属清洁间歇导尿期间液体入量要求，并在实施前1~2天教会患者或家属制订饮水计划并嘱患者按计划饮水。

知识拓展

参考饮水计划

由于患者的饮水量或进食量会直接影响其排尿的次数及容量，甚至影响肾功能等，所以正确的饮水计划至关重要。 相关指南推荐的饮水计划如下。

1. 病情允许情况下，成人每日液体摄入量保持于 1500 ~ 2000ml，包括水、汤、果汁、粥、麦片等所有饮品及静脉输液量（若进食水果或汤类，应减少饮水量。 行静脉输液治疗者，必要时可遵医嘱短时留置导尿管），并避免短时内大量饮水（每次不超过 400ml），以防止膀胱过度膨胀。 同时，入睡前 3 小时尽量避免大量饮水。

2. 嘱患者尽量避免饮茶、咖啡、酒等利尿性饮料，尽量避免摄入酸辣等刺激性食物等。

3. 口服抑制膀胱痉挛药物时有口干的不良反应，嘱患者不要因此大量饮水，只需间断少量饮水，湿润口腔即可。

4. 及时准确地记录水分摄入量，保持每天出入量平衡，如未能达到目标，需根据情况做出适当调整。

5. 教会患者记录排尿日记，以帮助建立自身导尿规律。

（1）告知患者需规律引流尿液，防止膀胱过度充盈。

（2）教会患者或家属重复使用的导尿管用后处理方法。

（3）告知家属给予患者心理疏导和支持的重要性。

（4）告知患者需及时就诊的情况。

（四）做好用药与随诊指导

嘱患者及时、按量、按疗程服药，勿随意停药，并讲解出院所带药物的用法、不良反应、注意事项等。同时嘱患者遵医嘱定期随诊，如随诊期间出现不适症状应及时就诊。

六、常用护理技术

操作 4-1　会阴部护理

本书中指会阴冲洗护理操作和会阴擦洗护理操作。

【操作目的】

1. 保持会阴部清洁，去除异味，增进舒适。

2. 观察患者会阴部皮肤、黏膜情况。

3. 促进手术后及产后伤口的愈合。

【操作前准备】

1. 评估患者自理能力、会阴部卫生情况以及患者对会阴部清洁卫生重要性的了解程度。

2. 向患者解释会阴擦洗/冲洗的目的、方法、注意事项及配合要点，取得患者配合。

3. 护士衣帽整洁，洗手，戴口罩。

4. 备齐所需护理用物　一次性垫巾、会阴冲洗包（内含治疗碗、温湿棉球、弯盘、冲洗钳、纱布）、手套、个人数字助理（personal digital assistant，PDA）。如为患者行会阴冲洗，另需准备冲洗壶、便盆。检查所有物品处于完好备用状态，均在有效期内。

会阴冲洗

【操作步骤】

1. 用物携至患者床旁，再次核对患者信息。关闭门窗，用围帘等遮挡患者，保护患者隐私。

2. 松开被尾，将被子盖于患者腹部，协助患者取仰卧位，双腿屈曲分开，脱裤至膝部。

会阴冲洗

3. 将一次性防水尿垫铺于患者臀下，必要时放置便盆。

4. 洗手，戴手套，一手持冲洗钳夹取温湿棉球。

5. 操作要点

（1）会阴冲洗：①边冲洗边用棉球擦洗。②会阴部无伤口时，冲洗自上而下，由外至内，具体顺序为阴阜-大腿内上 1/3-大阴唇-小阴唇-尿道口，最后冲洗肛门。③有伤口时先冲洗伤口处，再按上述顺序冲洗。④冲洗后用纱布由内向外擦干会阴部，撤出便盆。

（2）会阴擦洗：①遵循自上而下、由外至内的顺序擦洗，包括大腿内上 1/3，最后擦洗肛门（擦洗肛门时患者取健侧卧位）。②有伤口时，先擦洗伤口处，再按上述顺序擦洗。

6. 协助患者穿好衣裤，取舒适卧位，将呼叫器放置于患者床头，讲解注意事项。

7. 整理用物。

8. 洗手并记录执行时间及护理效果。

男患者会阴擦洗

【操作步骤】

1. 用物携至患者床旁，再次核对患者信息。关闭门窗，用围帘等遮挡患者，保护患者隐私。

2. 松开被尾，将被子盖于患者腹部，协助患者取仰卧位，双腿屈曲分开，脱裤至膝部。

0403

男患者
会阴擦洗

3. 将一次性防水尿垫铺于患者臀下，必要时放置便盆。

4. 洗手，戴手套，一手持冲洗钳夹取温湿棉球。

5. 操作要点　①会阴部无伤口时，擦洗大腿内上 1/3，提起阴茎依次擦洗阴茎头部、阴茎下部（阴茎背侧、阴茎腹侧）、阴囊及肛门，有伤口时先擦洗伤口处，再按上述顺序冲洗。②擦洗后用纱布擦干会阴部，顺序由阴茎头部、下部至阴囊。

6. 协助患者穿好衣裤，取舒适卧位，将呼叫器放置于患者床头，讲解注意事项。

7. 整理用物。

8. 洗手并记录执行时间及护理效果。

【注意事项】

1. 根据患者实际情况选择会阴冲洗或会阴擦洗，操作时注意动作轻柔并保护患者隐私。

2. 若为留置导尿管患者，还需要擦洗尿道口及尿道口端导尿管 3~5cm。

3. 会阴冲洗或擦洗原则上选用清水，会阴冲洗液温度一般为 41~43℃。

4. 会阴冲洗或擦洗棉球每擦洗一处均应更换新棉球。

操作 4-2　导尿术

【操作目的】

1. 为尿潴留患者引流出尿液，减轻患者痛苦。

2. 协助临床诊断，如留取未受污染的尿标本做细菌培养，测量膀胱容量、压力及检查残余尿液，进行尿道或膀胱造影等。

3. 为膀胱肿瘤患者进行膀胱灌注局部化疗。

【操作前准备】

1. 评估患者并解释

（1）评估患者的年龄、病情、临床诊断、导尿的目的、意识状态、生命体征、合作程度、心理状况、生活自理能力、膀胱充盈度及会阴部皮肤黏膜情况。

（2）向患者及家属解释有关导尿的目的、意义、方法、注意事项和配合要点，并清洁外阴，为导尿术做好准备。

2. 护士衣帽整洁，洗手，戴口罩。

3. 用物准备　备齐导尿所需用物（导尿包、一次性垫巾、胶布、尿管标识、弯盘、PDA）。检查所有物品处于完好备用状态，均在有效期内。

4. 环境准备　酌情关闭门窗，围帘等遮挡患者。

女患者导尿技术

【操作步骤】

1. 备好用物携至床旁，再次核对患者信息。

2. 协助患者取屈膝仰卧位，暴露外阴。护士立于患者右侧，松开被尾。

0404

3. 帮助患者脱去对侧裤腿，盖于近侧腿上，对侧下肢用被子遮盖。

4. 打开无菌导尿包的外包装。

女患者导尿技术

5. 再次洗手，初步消毒会阴部，顺序为阴阜、两侧大阴唇，手持纱布分开大阴唇，消毒两侧小阴唇，最后消毒尿道口。

6. 将导尿包置于患者两腿间，打开内层包布。

7. 戴无菌手套，铺洞巾。

8. 充分润滑导尿管前端 4~6cm，一手持纱布分开并固定小阴唇，再次消毒尿道口-两侧小阴唇-尿道口。

9. 持无菌镊子将导尿管轻轻插入尿道 4~6cm，见尿后再插入 1~2cm。

10. 松开左手，下移固定导尿管，将尿液引至弯盘内。

11. 待尿液引流完毕后，用纱布裹住导尿管，然后将其拔出，并放入弯盘内。

12. 擦干净外阴，撤去洞巾，清理用物，脱去手套。

13. 洗手，协助患者穿好裤子并取舒适卧位。

14. 整理患者床单位。

15. 测量尿量并记录。

16. 洗手，记录导尿指征、导尿日期和时间、导尿人员、患者反应及尿液性状等于护理记录单上。

男患者导尿技术

【操作步骤】

1. 备好用物携至床旁，再次核对患者信息。

2. 协助患者取屈膝仰卧位，暴露外阴。护士立于患者右侧，松开被尾。

男患者
导尿技术

3. 帮助患者脱去对侧裤腿，盖于近侧腿上，对侧下肢用被子遮盖。

4. 打开无菌导尿包的外包装。

5. 洗手后初步消毒会阴部，顺序为阴阜、阴茎、阴囊，每个棉球限用一次。手持无菌纱布裹住阴茎将包皮向后推暴露尿道口，旋转消毒尿道口、龟头及冠状沟。

6. 将导尿包置于患者两腿间，打开内层包布。

7. 戴无菌手套，铺洞巾。

8. 充分润滑导尿管前端 20～22cm。

9. 左手提起阴茎 60°～90°，右手持无菌镊子夹取消毒液棉球再次消毒尿道口、龟头及冠状沟。

10. 夹住导尿管轻轻插入尿道 20～22cm，见尿后再插入 1～2cm。

11. 固定尿管，引流尿液至弯盘内。

12. 待尿液引流完毕后，用纱布裹住导尿管，然后将其拔出，并放入弯盘内。

13. 清洁会阴部，撤去洞巾，清理用物，脱去手套。

14. 洗手，协助患者穿好裤子并取舒适卧位。

15. 整理患者床单位。

16. 测量尿量并记录。

17. 洗手，记录导尿指征、导尿日期和时间、导尿人员、患者反应及尿液性状等于护理记录单上。

【注意事项】

1. 在操作的过程中，须严格执行手卫生和无菌操作原则。

2. 置管前，应充分润滑导尿管，并注意插管动作轻柔，且避免反复试插。

3. 女性患者置管前应仔细辨认尿道口，避免导尿管误入阴道，如不慎误入，应重新更换导尿管。男性患者置管时应注意其狭窄和弯曲部位，如置管受阻，可稍停片刻嘱患者张口缓慢深呼吸，再缓慢插入导尿管。

4. 根据患者年龄、性别、尿道等情况选择型号、材质等适宜的导尿管，在患者身体条件允许情况下，选用尽可能细并与集尿袋相匹配的导尿管，同时不推荐常规使用抗微生物/抗菌制剂浸渍的导尿管，长期留置时最好选择硅胶材质的导尿管。

5. 置管过程中，应注意保护患者隐私和防止患者受凉。

6. 膀胱高度膨胀且极度虚弱的患者，第一次放尿不得超过 1000ml，以防出现虚脱和血尿。

操作 4-3　留置导尿术

【操作目的】

1. 抢救危重、休克患者时正确记录每小时尿量、测量尿比重，以密切观察患者病情变化。

2. 为盆腔手术排空膀胱，使膀胱持续保持空虚状态，避免术中误伤。

3. 某些泌尿系统疾病手术后留置导尿管，便于引流和冲洗，并减轻手术切口的张力，促进切口的愈合。

4. 为尿失禁或会阴部有伤口的患者引流尿液，保持会阴部的清洁干燥。

5. 为尿失禁患者行膀胱功能锻炼。

【适应证】

了解和严格掌握留置导尿管的适应证，仅在必要的情况下保持插管状态，必要时与医生沟通。其适应证主要包括以下几个方面。

1. 急性尿潴留或膀胱出口梗阻。

2. 尿失禁患者　①缓解临终患者痛苦。②其他非侵入性措施，如使用药物、尿垫等不能缓解且患者不能接受使用外部集尿装置时。

3. 需要频繁精确监测尿量的患者，如危重症患者。

4. 需长时间卧床或被迫体位的患者，如潜在的不稳定性胸腰椎骨折、骨盆骨折等。

5. 围术期患者　①可能延长手术时间的患者。②接受泌尿生殖系及泌尿生殖道毗邻手术或其他手术的患者。③术中可能会大量输液或使用利尿药的患者。④术中需要监测尿量的患者。

6. 患者不能或不愿收集尿液，如全麻或脊髓麻醉下手术时间较长的手术患者、需要实施泌尿系或妇产科手术的围术期患者。

【操作前准备】

1. 评估患者　了解患者的病情、临床诊断、留置导尿的目的、意识状态、生命体征、合作程度、心理状况、自理能力、膀胱充盈度及会阴部皮肤黏膜情况、尿道口周围情况、有无破溃等。

2. 向患者和家属解释留置导尿管的目的、意义、过程、注意事项及配合要点，并清洁外阴，做好留置导尿管准备。

3. 护士衣帽整洁，洗手，戴口罩。

4. 用物准备　备齐留置导尿管所需用物。

5. 环境准备　病房环境安静、整洁，酌情关闭门窗、围帘等遮挡患者。

女性患者

1. 备好用物携至床旁，再次核对患者信息。

2. 协助患者取屈膝仰卧位，暴露外阴。护士立于患者右侧，松开被尾。

3. 帮助患者脱去对侧裤腿，盖于近侧腿上，对侧下肢用被子遮盖。

4. 打开无菌导尿包的外包装。

5. 再次洗手，初步消毒会阴部，顺序为阴阜、两侧大阴唇，手持纱布分开大阴唇，消毒两侧小阴唇，最后消毒尿道口。

6. 将导尿包置于患者两腿间，打开内层包布。

7. 戴无菌手套，铺洞巾。

8. 检查导尿管的气囊，并将导尿管接上无菌集尿袋备用。

9. 充分润滑导尿管前端 4~6cm，一手持纱布分开并固定小阴唇，再次消毒尿道口-两侧小阴唇-尿道口。

10. 持无菌镊子将导尿管轻轻插入尿道 4~6cm 左右，见尿后，再继续将导尿管插入 7~10cm。

11. 一手固定导尿管，另一手取抽好无菌溶液或气体的注射器灌充气囊。

12. 轻拉导尿管，保证导尿管固定良好。

13. 擦净外阴，撤去洞巾，清理用物，脱去手套。

14. 洗手，用胶布将导尿管固定于大腿内侧，并妥善固定集尿袋，保持其低于膀胱的高度引流尿液。

15. 粘贴尿管标识，并分别记录时间和日期于导尿管和集尿袋上。

16. 协助患者穿好裤子并取舒适卧位。

17. 整理患者床单位。

18. 测量尿量并记录。

19. 洗手，操作后做好相关记录，包括置管原因、置管日期和时间、置管人员、患者反应、尿液性状等。

男性患者

1. 备好用物携至床旁，再次核对患者信息。

2. 协助患者取屈膝仰卧位，暴露外阴。护士立于患者右侧，松开被尾。

3. 帮助患者脱去对侧裤腿，盖于近侧腿上，对侧下肢用被子遮盖。

4. 打开无菌导尿包的外包装。

5. 洗手后初步消毒会阴部，顺序为阴阜、阴茎、阴囊，每个棉球限用一次。手持无菌纱布裹住阴茎将包皮向后推暴露尿道口，旋转消毒尿道口、龟头及冠状沟。

6. 将导尿包置于患者两腿间，打开内层包布。

7. 戴无菌手套，铺洞巾。

8. 检查导尿管的气囊，并将导尿管接上无菌集尿袋备用。

9. 充分润滑导尿管前端 20～22cm。

10. 左手提起阴茎 60°～90°，暴露尿道口，右手持无菌镊子夹取消毒液棉球，再次消毒尿道口、龟头及冠状沟。

11. 夹住导尿管轻轻插入尿道 20～22cm，见尿后再插入 7～10cm。

12. 一手固定导尿管，另一手取抽好无菌溶液或气体的注射器灌充气囊。

13. 轻拉导尿管，保证导尿管固定良好。

14. 清洁会阴部，撤去洞巾，清理用物，脱去手套。

15. 洗手，固定导尿管于大腿内侧或腹部，并妥善固定集尿袋，保持其低于膀胱的高度引流尿液。

16. 粘贴尿管标识，并分别记录时间和日期于导尿管和集尿袋上。

17. 协助患者穿好裤子并取舒适卧位。

18. 整理患者床单位。

19. 测量尿量并记录。

20. 洗手，操作后做好相关记录，包括置管原因、置管日期和时间、置管人员、患者反应、尿液性状等。

【注意事项】

1. 尽量缩短导尿管留置时间，提醒医生及时拔除不必需的留置导尿管，以降低发生导尿管相关性尿路感染或无症状性菌尿的风险。

2. 严格执行手卫生和无菌操作原则。

3. 妥善固定导尿管和集尿袋，防止移位和尿道牵拉，并保持集尿袋始终低于膀胱水平并避免接触地面，防止逆行感染，有条件的情况下应使用抗反流集尿袋。

4. 引流管需留出足够长度，防止因翻身牵拉，并避免整个引流系统打折、弯曲、受压。

操作4-4 拔除导尿管

【操作目的】

及时拔除导尿管，以减少不适当的留置导尿和降低导尿管相关性尿路感染的发生。

【操作前准备】

1. 核对患者医嘱，评估患者的病情、意识状态、生命体征、合作程度、心理状况、膀胱充盈度等。

2. 向患者和家属解释拔除导尿管的目的、注意事项及配合要点，做好拔除导尿管的准备。

3. 护士衣帽整洁，洗手，戴口罩。

4. 用物准备　手套、一次性垫巾、纱布（或治疗巾）、一次性注射器、弯盘、PDA。检查所有物品均处于完好备用状态，均在有效期内。

5. 环境准备　酌情关闭门窗，围帘等遮挡患者。

【操作步骤】

1. 协助患者取屈膝仰卧位，暴露外阴。

2. 将治疗巾垫于患者臀下，弯盘置于外阴旁。

3. 撤除固定导尿管的胶布，洗手，戴手套。

4. 用注射器抽出导尿管气囊内的气体或液体。用纱布包裹导尿管头端，嘱患者做解小便动作，缓慢将导尿管拔出，纱布清洁会阴部。

5. 松开固定导尿管的安全别针，将尿管及集尿袋置于医用垃圾袋中。

6. 协助患者穿好衣服，并取舒适卧位。

7. 整理患者床单位，将呼叫器放置于患者床头，讲解注意事项。

8. 洗手，并记录拔除尿管时间、原因、尿道口情况及患者拔除尿管后自行排尿情况等。

【注意事项】

1. 拔管时嘱患者深呼吸放松，注意动作轻柔。

2. 若患者会阴部有分泌物，应用纱布等清除干净。

3. 原则上在膀胱充盈（患者有尿意）的状态时拔管，但应避免膀胱过度充盈。

4. 注意观察拔管后患者自主排尿情况，警惕发生尿潴留。

操作4-5 清洁间歇导尿术

【操作目的】

1. 可使膀胱规律性充盈与排空接近生理状态，防止膀胱过度充盈。

2. 规律排出残余尿量，减少泌尿系统和生殖系统的感染。

3. 使膀胱间歇性扩张，有利于保持膀胱容量和恢复膀胱的收缩功能。

【操作前准备】

1. 核对患者信息并向其解释清洁间歇导尿的目的、方法、注意事项及配合要点，取得患者配合。

2. 评估膀胱充盈程度及会阴部皮肤情况，了解患者饮水情况。

3. 护士衣帽整洁，洗手，戴口罩。

4. 用物准备 亲水性导尿管（成人推荐使用10~12Fr的导尿管）、换药包（内含生理盐水浸湿的棉球）、纱布、一次性垫巾、手套、集尿器、PDA。检查所有物品均处于完好备用状态，均在有效期内。

女患者清洁间歇导尿

【操作步骤】

1. 再次核对患者信息，关闭门窗，围帘遮挡患者，保护患者隐私。

2. 协助患者取仰卧屈膝位，暴露外阴。

3. 打开导尿管外包装，并妥善固定。

4. 洗手后戴手套清洁会阴部，分开小阴唇，暴露尿道口，由内向外清洗尿道口、两侧小阴唇，再次清洗尿道口。

0406

女患者清洁
间歇导尿

5. 持导尿管轻轻插入，见尿液流出后再插入 1～2cm。固定导尿管，嘱患者深呼吸，增加腹压，彻底排空膀胱。

6. 待彻底排空膀胱后，缓慢拔除导尿管，用纱布清洁会阴部。

7. 观察并记录患者尿量。

8. 洗手，整理患者床单位，并协助其取舒适体位。

男患者清洁间歇导尿

【操作步骤】

1. 再次核对患者信息，关闭门窗，围帘遮挡患者，保护患者隐私。

2. 协助患者取仰卧屈膝位，暴露外阴。

3. 打开导尿管外包装，并妥善固定。

4. 洗手后戴手套清洁会阴部，用纱布包裹阴茎并将包皮向后牵拉，暴露尿道口，由里向外清洗尿道口、龟头、冠状沟，再次清洗尿道口。

男患者
清洁间歇导尿

5. 一手握住阴茎，使其与腹部呈 $60°$ 角，另一手持导尿管轻轻插入，见尿液流出再插入 $1\sim2cm$。固定导尿管，嘱患者深呼吸，增加腹压，彻底排空膀胱。

6. 待彻底排空膀胱后，缓慢拔除导尿管，用纱布清洁会阴部。

7. 观察并记录患者尿量。

8. 洗手，整理患者床单位，并协助其取舒适体位。

【注意事项】

1. 膀胱容量足够、膀胱内低压力及尿道有足够的阻力是间歇导尿的前提，膀胱内压应低于 $40cmH_2O$。

2. 切忌待患者尿急时才排放尿液。

3. 如在导尿过程中遇到障碍，应先暂停 $5\sim10$ 秒，再把导尿管拔出 $3cm$，然后缓慢插入。

4. 在拔出导尿管时若遇到阻力，可能是尿道痉挛所致，应等待 $5\sim10$ 分钟再拔管。

5. 阴道填塞会影响导尿管的插入，因此，女性在导尿前应在相关医护人员指导下将阴道填塞物除去。

6. 插管时宜动作轻柔，特别是男性患者，注意经过尿道外口、膜部和尿道内口时，嘱患者深呼吸，缓慢插入导尿管，切忌用力过快过猛致尿道黏膜损伤。

7. 如遇下列情况应及时就诊：出现血尿、导尿管插入或拔出失败、插入导尿管时出现痛苦加重并难以忍受、泌尿系统感染、尿痛，尿液混浊、有沉淀物、有异味，下腹或背部疼痛、有烧灼感等。

8. 准确记录每次导尿情况于排尿日记记录表（见附录 3）上。

第五篇

延伸护理服务规范

一 延伸护理服务的定义

延伸护理服务是将住院护理服务延伸至社区或家庭的一种护理模式。它是指设计一系列护理活动，确保患者在不同健康照顾场所之间转移或不同层次健康照顾机构之间转移时所接受的健康服务具有协调性和连续性，预防或减少高危患者健康状况的恶化。延伸护理以切实提高患者生活质量作为最终目标，护士应针对患者出院后最需要解决的护理问题，制订并落实具体随访计划，让患者享受到全程、专业的护理服务，实现护理服务的全面性、协调性、延续性和协作性。

二 对卧床患者开展延伸护理服务的意义

卧床患者因身体活动能力减弱、自我护理能力降低等原因，容易发生压疮、肺部感染、下肢深静脉血栓形成和泌尿系统感染等多种并发症。而患者出院后，居家护理过程中常面临着相关知识缺乏等健康问题。因此，根据卧床患者特点制订具体护理计划、做好延伸护理对于预防卧床常见并发症，提高患者舒适度，改善患者生活质量，降低再入院率等至关重要。

三　延伸护理服务的形式及内容

（一）各科室建立跨专业延伸护理团队，成员包括临床医生、专科护士等，为卧床患者提供全面健康指导。

（二）制订综合性的出院护理计划

1. 住院期间评估患者身体状况和知识需求

（1）评估患者活动能力。

（2）卧床患者常见并发症相关情况。

（3）患者原发病的康复情况及治疗依从性。

（4）患者及其家属（照顾者）的居家护理知识需求。

2. 健康指导　护士为患者及家属（照顾者）提供健康指导（内容参见护理规范）。结合患者的身体健康状况、居家护理知识需求（含照顾者），做好护理指导，主要内容包括：饮食、用药指导、运动和康复锻炼、卧床患者常见并发症预防与护理，复诊以及居家自我护理注意事项等，并评估指导效果。鼓励患者和家属（照顾者）参与出院护理计划的制订。

3. 为患者提供健康教育材料　根据疾病特点和知识需求，为患者提供相关健康指导材料，供患者及家属查阅和学习。

4. 告知随访事宜 包括随访电话、随访时间，以及居家护理知识获取途径，如网站和微信公众号等。

5. 建立患者随访档案 有条件的医院可以建立信息化的随访档案，主要内容包括：患者的基本信息及医疗诊断，住院期间治疗、用药、检查、护理等信息，以及患者和其主要照顾者的联系电话等。

（三）出院患者电话随访的内容

1. 评估患者目前身体状况、活动能力及居家护理知识需求。

2. 根据患者身体状况、居家护理知识需求（含照顾者）提供针对性的护理指导和就医指导

（1）预防卧床患者常见并发症的健康指导（参见四种并发症护理规范）。

（2）患者发生四种常见并发症恢复期的护理指导（参见四种并发症护理规范）。

（3）专科指导：与患者原发病相关的健康指导。

（4）用药指导：患者长期用药的护理指导。

（5）鼓励患者提高自理能力：应用积极的语言指导患者，鼓励患者逐步提高自理能力，如穿衣、吃饭、服药及床上活动等，最大限度扩大生活空间。

（四）电话随访的频率及注意事项

1. 随访频率

（1）出院时仍卧床的患者，以及住院期间曾发生压疮、DVT、肺部感染和泌尿系统感染任意一种及以上的患

者，建议每两周一次。

（2）出院时已停止卧床的患者，且住院期间未发生压疮、DVT、肺部感染、泌尿系统感染等并发症患者，建议每四周一次。

2. 电话随访的注意事项

（1）随访时间需避开就餐、午休及传统节假日等时间，推荐随访时间为上午 10：00—11：30，下午 15：00—17：30。

（2）随访前应先了解患者随访档案信息。

（3）热情、礼貌，耐心倾听患者（或照顾者）主诉。

（4）专业、规范解答患者（或照顾者）的问题并提供护理指导。

（5）对当时不能解答和电话解释不清楚的问题，可通过跨专业延伸护理团队讨论或咨询、查阅资料后另行答复。

（6）告知患者随访电话号码，居家期间有相关护理问题可拨打随访电话进行咨询。

（五）其他延伸护理服务形式

1. 依托医院官方网站建立卧床患者常见并发症健康教育专栏。

2. 微信公众号。

3. 有条件的医院或科室可根据情况开展以下形式的延伸护理服务，如微信群、QQ 群、APP、家庭访视、健康讲堂以及患者联谊会或俱乐部等。

4. 专科护理门诊　有条件的医院可以开设伤口/造口护理、导管护理等专科护理门诊。

四、延伸护理服务规范相关文件

（一）随访护士的职责及要求

1. 执业注册护士；接受过《卧床患者常见并发症护理规范》的培训，能够熟练掌握规范内容，具备较强的专科知识和专业技能。

2. 具有良好的沟通交流技巧。

3. 随访护士可由责任护士承担，有条件的医院也可设立专职随访护士岗位。

4. 按照随访计划为患者提供延伸护理服务。

5. 对患者进行护理评估和提供专业的护理指导，并协调解决患者的健康问题。

6. 尊重、关心患者。随访当时不能回答的问题，要与跨专业延伸护理团队成员沟通后另行答复。

7. 客观、及时、准确记录随访信息。

（二）延伸护理服务流程

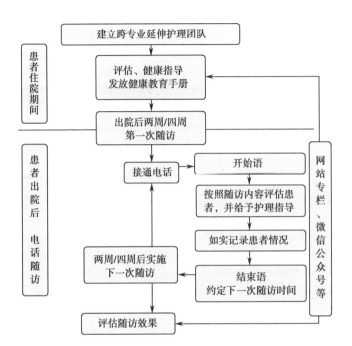

图 5-1 延伸护理服务流程图

（三）出院计划执行记录单

出院计划执行记录单

患者姓名 _____ 日期 ____ 年 ____ 月 ____ 日

患者出院前，请您检查是否已完成以下工作：

护士签名：_____

项目	内容	记录	
护理评估	患者活动能力	☐已评估	
	患者及其家属（照顾者）的居家护理知识需求	☐已评估	
	患者原发病的康复情况及治疗依从性	☐已评估	
	卧床患者常见并发症（压疮、DVT、肺部感染、泌尿系感染）相关身体评估	☐已评估	
	住院期间是否曾发生卧床患者常见并发症（压疮、DVT、肺部感染、泌尿系感染）	☐未发生 ☐压疮 ☐DVT ☐肺部感染 ☐泌尿系统感染	
健康指导	卧床患者常见并发症预防与护理指导	☐已做	☐不适用
	告知复诊时间及流程	☐已做	☐不适用
	告知居家护理注意事项	☐已做	☐不适用
	为患者提供健康教育手册	☐已做	☐不适用
	告知随访形式	☐已做	☐不适用
	告知网站和微信公众号	☐已做	☐不适用
调查患者满意度		☐已做	☐不适用

附 录

附录1 NRS-2002 营养风险筛查表（2008 版）

第一步 营养筛查表

体质指数（BMI）<20.5	是或否
最近 3 个月内患者的体重有丢失吗	是或否
最近 1 个星期内患者的膳食摄入有减少吗	是或否
患者的病情严重吗（如在重症监护中）	是或否

注：（1）如果任何一个问题答案为"是"，则进入第二步营养筛查；（2）均为"否"，则下次重新筛查

第二步 NRS-2002 营养风险筛查方法

姓名：	年龄： 岁	身高： cm	现体重： kg	BMI：

疾病诊断：

疾病评分： 分

评分 1 分：□髋骨骨折 □慢性疾病急性发作或有并发症者 □COPD □血液透析 □肝硬化 □一般恶性肿瘤患者 □糖尿病

评分 2 分：□腹部大手术 □脑卒中 □重度肺炎 □血液恶性肿瘤

评分 3 分：□颅脑损伤 □骨髓移植 □APACHE 大于 10 分的 ICU 患者

续表

营养状态：　1. □BMI[kg/(m)² 小于 18.5;3 分]

　分　　　注:因严重胸腹水、水肿得不到准确 BMI 值时,无严重肝肾功
　　　　　能异常者,用白蛋白替代:□ _____ (g/L)<30g/L(按 ESPEN
　　　　　2006)(3 分)

　　　　　2. 体重下降>5%是在:□3 个月内(1 分)□2 个月内(2 分)
　　　　　□1 个月内(3 分)

　　　　　3.1 周内进食量较从前减少:□25%～50%(1 分)□51%～
　　　　　75%(2 分)□76%～100%(3 分)

年龄评分：　□年龄≥70 岁(1 分)

　分　　　□年龄<70 岁(0 分)

总分：_____ 分

对于表中没有明确列出诊断的疾病参考以下标准,依照调查者的理解进行
评分:

1 分:患者虚弱但不需卧床;慢性疾病患者因出现并发症而住院治疗;可通
过口服来补充蛋白质需要量。

2 分:患者需要卧床,如腹部大手术后;蛋白质需要量相应增加,但大多数人
仍可以通过肠内或肠外营养支持得到恢复。

3 分:机械通气患者;蛋白质需要量增加而且不能被肠外或肠内营养支
持所弥补,但是通过肠外或肠内营养支持可使蛋白质分解和氮丢失明
显减少。

评分标准:

总分值≥3 分:患者处于营养风险,需要营养支持;总分值<3 分:下次复查营
养风险筛查

　注:第二步营养筛查(NRS-2002 营养风险筛查方法)得分范围为 0～7 分,
分值≥3 分:患者处于营养风险,需要营养支持;总分值<3 分:下次复查营养风
险筛查。

附录2 排尿日记记录表

排尿日记记录表									
日期 时间	年　月　日					年　月　日			
	进水量	漏尿	自排	导尿	其他	进水量	漏尿	自排	导尿	其他
07:00										
08:00										
09:00										
10:00										
11:00										
12:00										
13:00										
14:00										
15:00										
16:00										
17:00										
18:00										
19:00										
20:00										
21:00										
22:00										
23:00										
24:00										
01:00										
02:00										
03:00										
04:00										
05:00										
06:00										

参考文献

1. 徐永能,卢少萍,黄巧.老年卧床患者的护理进展[J].中国护理管理,2014(z1):127-129.

2. Vangilder C,Macfarlane GD,Harrison P,et al.The demographics of suspected deep tissue injury in the United States:an analysis of the International Pressure Ulcer Prevalence Survey 2006-2009 [J].Adv Skin Wound Care,2010,23(6):254-261.

3. Thomas MDRE.Pressure Ulcers in the Aging Population A Guide for Clinicians [M].Totowa,NJ:Humana Press:Imprint:Humana Press,2014.

4. Baumgarten M,Margolis DJ,Localio AR,et al.Extrinsic risk factors for pressure ulcers early in the hospital stay:a nested case-control study [J].J Gerontol A Biol Sci Med Sci,2008,63(4):408-413.

5. Manzano F,Navarro MJ,Roldan D,et al.Pressure ulcer incidence and risk factors in ventilated intensive care patients[J].J Crit Care,2010,25(3):469-476.

6. Yoshimura M,Iizaka S,Kohno M,et al.Risk factors associated with intraoperatively acquired pressure ulcers in the park-bench position:a retrospective study[J].Int Wound J,2016,13(6):1206-1213.

7. Rich SE,Shardell M,Hawkes WG,et al.Pressure-redistributing support

surface use and pressure ulcer incidence in elderly hip fracture patients [J].J Am Geriatr Soc,2011,59(6):1052-1059.

8. Kottner J,Balzer K,Dassen T,et al.Pressure ulcers:a critical review of definitions and classifications [J].Ostomy Wound Manage,2009,55(9):22-29.

9. 李小寒,尚少梅.基础护理学[M].第 5 版.北京:人民卫生出版社,2012.

10. National Pressure Ulcer Advisory Panel (NPUAP) announces a change in terminology from pressure ulcer to pressure injury and updates the stages of pressure injury[EB/OL].http://www.npuap.org/national-pressure-ulcer-advisory-panel-npuap-announces-a-change-in-terminology-from-pressure-ulcer-to-pressure-injury-and-updates-the-stages-of-pressure-injury/2016-4-15.

11. Lyder CH.Pressure ulcer prevention and management[J].Jama,2003,289(2):223-226.

12. Ahn H,Cowan L,Garvan C,et al.Risk Factors for Pressure Ulcers Including Suspected Deep Tissue Injury in Nursing Home Facility Residents:Analysis of National Minimum Data Set 3.0[J].Advances in skin & wound care,2016,29(4):178-190.

13. Coleman S,Gorecki C,Nelson EA,et al.Patient risk factors for pressure ulcer development:Systematic review [J].International Journal of Nursing Studies,2013,50(7):974-1003.

14. Keller BP,Wille J,van Ramshorst B,et al.Pressure ulcers in intensive care patients:a review of risks and prevention[J].Intensive Care Med,2002,28(10):1379-1388.

15. Coleman S,Nixon J,Keen J,et al.A new pressure ulcer conceptual

framework [J]. Journal of Advanced Nursing, 2014, 70 (10): 2222-2234.

16. Gelis A, Dupeyron A, Legros P, et al. Pressure ulcer risk factors in persons with spinal cord injury part 2: the chronic stage[J]. Spinal Cord, 2009, 47(9): 651-661.

17. Fogelberg D, Atkins M, Blanche EI, et al. Decisions and Dilemmas in Everyday Life: Daily Use of Wheelchairs by Individuals with Spinal Cord Injury and the Impact on Pressure Ulcer Risk[J]. Top Spinal Cord Inj Rehabil, 2009, 15(2): 16-32.

18. Sebba Tosta De Souza DM, Conceicao De Gouveia Santos VL. Risk factors for pressure ulcer development in institutionalized elderly[J]. REVISTA LATINO-AMERICAN DE ENFERMAGEM, 2007, 15 (5): 958-964.

19. Roberts S, Chaboyer W, Desbrow B. Nutrition care-related practices and factors affecting nutritional intakes in hospital patients at risk of pressure ulcers[J]. 2015, 28(4): 357-365.

20. Serra R, Caroleo S, Buffone G, et al. Low serum albumin level as an independent risk factor for the onset of pressure ulcers in intensive care unit patients[J]. Int Wound J, 2014, 11(5): 550-553.

21. Ortac Ersoy E, Ocal S, OzA, et al. Evaluation of Risk Factors for Decubitus Ulcers in Intensive Care Unit Patients [J]. Turkish Journal of Medical and Surgical Intensive Care, 2014, 4(1): 9-12.

22. Lindgren M, Unosson M, Krantz AM, et al. Pressure ulcer risk factors in patients undergoing surgery[J]. Journal of Advanced Nursing, 2005, 50 (6): 605-612.

23. Yoshimura M, Nakagami G, Iizaka S, et al. Microclimate is an inde-

pendent risk factor for the development of intraoperatively acquired pressure ulcers in the park-bench position：A prospective observational study［J］.Wound Repair Regen,2015,23（6）：939-947.

24. Vangilder C,Macfarlane G,Meyer S,et al.Body mass index,weight, and pressure ulcer prevalence：an analysis of the 2006-2007 International Pressure Ulcer Prevalence Surveys［J］.J Nurs Care Qual,2009, 24（2）：127-135.

25. Lumbley JL, Ali SA, Tchokouani LS. Retrospective review of predisposing factors for intraoperative pressure ulcer development［J］.J Clin Anesth,2014,26（5）：368-374.

26. 杨程显,李戈,张立颖.Braden 量表评估压疮风险的研究进展及展望［J］.护理学报,2014,21（07）：25-27.

27. Park SH,Lee HS.Assessing Predictive Validity of Pressure Ulcer Risk Scales-A Systematic Review and Meta-Analysis［J］.Iran J Public Health,2016,45（2）：122-133.

28. 美国压疮咨询委员会,欧洲压疮咨询委员会,泛太平洋压力损伤联盟.压疮的预防与治疗：快速参考指南［M］.澳大利亚,珀斯：剑桥媒体,2014：1-72.

29. Defloor T,De Bacquer D,Grypdonck MH.The effect of various combinations of turning and pressure reducing devices on the incidence of pressure ulcers［J］.Int J Nurs Stud,2005,42（1）：37-46.

30. Hanonu S,Karadag A. A Prospective,Descriptive Study to Determine the Rate and Characteristics of and Risk Factors for the Development of Medical Device-related Pressure Ulcers in Intensive Care Units［J］. Ostomy Wound Management,2016,62（2）：12-22.

31. 张焱,季兰芳,陈如意.居家长期照护老年人的压疮发生及风险因素调查与分析[J].护理与康复,2014,13(12):1129-1133.

32. Nixon J,Cranny G,Iglesias C,et al.Randomised,controlled trial of alternating pressure mattresses compared with alternating pressure overlays for the prevention of pressure ulcers:PRESSURE(pressure relieving support surfaces)trial[J].BMJ,2006,332(7555):1413.

33. Hatanaka N,Yamamoto Y,Ichihara K,et al.A new predictive indicator for development of pressure ulcers in bedridden patients based on common laboratory tests results[J].J Clin Pathol,2008,61(4):514-518.

34. Nixon J,Cranny G,Bond S.Skin alterations of intact skin and risk factors associated with pressure ulcer development in surgical patients:a cohort study[J].Int J Nurs Stud,2007,44(5):655-663.

35. Skogestad IJ,Martinsen L,Borsting TE,et al.Supplementing the Braden scale for pressure ulcer risk among medical inpatients: the contribution of self-reported symptoms and standard laboratory tests[J].J Clin Nurs,2017,26(1-2):202-214.

36. 中华医学会外科学分会血管外科学组.深静脉血栓形成的诊断和治疗指南(第2版)[J].中国医学前沿杂志(电子版),2013,50(3):611-614.

37. 中华医学会骨科学分会.中国骨科大手术静脉血栓栓塞症预防指南[J],中华骨科杂志,2016,36(2):65-71.

38. Kearon C,Akl EA,Ornelas J,et al.Antithrombotic Therapy for VTE Disease:CHEST Guideline and Expert Panel Report[J].Chest,2016,149(2):315-352.

39. Gould MK,Garcia DA,Sherry MW,et al.Prevention of VTE in Non-orthopedic Surgical Patients:Antithrombotic Therapy and Prevention of

Thrombosis,9th ed:American College of Chest Physicians Evidence-Based Clinical Practice Guidelines[J].Chest,2012,141(2 Suppl):454S-545S.

40. National Institute for Health and Care Excellence.Venous thromboembolism:reducing the risk for patients in hospital(2015)[EB/OL].https://www. nice. org. uk/guidance/cg92/ifp/chapter/about-this-information.2015-06-01.

41. Falck-Ytter Y,Francis CW,Johanson N A,et al.Prevention of VTE in orthopedic surgery patients:Antithrombotic Therapy and Prevention of Thrombosis,9th ed:American College of Chest Physicians Evidence-Based Clinical Practice Guidelines[J].Chest,2012,141(2 Suppl):e278S-325S.

42. Kearon C,Akl EA,Comerota AJ,et al.Antithrombotic therapy for VTE disease:Antithrombotic Therapy and Prevention of Thrombosis,9th ed:American College of Chest Physicians Evidence-Based Clinical Practice Guidelines[J].Chest,2012,141(2 Suppl):e419S-494S.

43. Kahn SR,Lim W,Dunn AS,et al.Prevention of VTE in nonsurgical patients:Antithrombotic Therapy and Prevention of Thrombosis,9th ed:American College of Chest Physicians Evidence-Based Clinical Practice Guidelines[J].Chest,2012,141(2 Suppl):e195S-226S.

44. Jaff MR,Mcmurtry MS,Archer SL,et al.Management of massive and submassive pulmonary embolism,iliofemoral deep vein thrombosis,and chronic thromboembolic pulmonary hypertension:a scientific statement from the American Heart Association[J].Circulation,2011,123(16):1788-1830.

45. 中华医学会重症医学分会.重症监护病房患者深静脉血栓形成预

防指南[J].中国危重病急救医学,2009,21(9):514-517.

46. 中华医学会骨科学分会创伤骨科学组.创伤骨科患者深静脉血栓形成筛查与治疗的专家共识[J].中华创伤骨科杂志,2013,15(12):1013-1017.

47. 复旦大学附属中山医院围手术期处理多学科团队.普外科患者围手术期血栓预防——中山共识(2)[J].中国实用外科杂志,2013,33(11):946-948.

48. 刘嘉寅,王玉栋,刘巍.我国肿瘤相关 VTE 预防治疗共识[N].中国医学论坛报,2015-10-08(B3).

49. 《内科住院患者静脉血栓栓塞症预防的中国专家建议》写作组,中华医学会老年医学分会,中华医学会呼吸病学分会,等.内科住院患者静脉血栓栓塞症预防中国专家建议(2015)[J].中华老年医学杂志,2015,34(4):345-352.

50. 张妹江,翁习生.实施概要:抗血栓治疗及血栓预防——骨科手术病人的静脉血栓预防部分美国胸科医师协会循证临床实践指南(ACCP 第 9 版)[J].中华关节外科杂志(电子版),2012,06(4):88-89.

51. 刘冰,张俊红,刘思彤,等.选择低分子肝素钠皮下注射部位减轻不良反应的循证护理[J].护理学报,2008,15(1):31-32.

52. 殷慧香,董瑞馨,侯璟.预防低分子肝素皮下注射出血的研究进展[J].当代护士(学术版),2010(12):11-12.

53. Palese A,Aidone E,Dante A,et al.Occurrence and extent of bruising according to duration of administration of subcutaneous Low-Molecular-Weight Heparin:a quasi-experimental case-crossover study [J].J Cardiovasc Nurs,2013,28(5):473-482.

54. Hunter J.Subcutaneous injection technique [J]. Nursing Standard,

2008,22(21):41-44.

55. 李艳玲,赵滨.低分子肝素皮下注射方法研究现状[J].中华护理杂志,2014,49(7):858-862.

56. 李淑珍,陈爱兰,岳焕菊.不同方法皮下注射低分子肝素对患者疼痛感的影响[J].国际护理学杂志,2013,32(1):197-198.

57. 李小寒,尚少梅.内科护理学[M].第5版.北京:人民卫生出版社,2013.

58. 葛均波,徐永健.内科学[M].第8版.北京:人民卫生出版社,2013.

59. 中华医学会呼吸病学分会.2013年社区获得性肺炎诊断和治疗指南[J].中国实用乡村医生杂志,2013,02(20):11-15.

60. 中华医学会呼吸病学分会.中国成人社区获得性肺炎诊断和治疗指南(2016年版)[J].中国结核和呼吸杂志,2016,39(4):253-279.

61. 中华医学会重症医学分会.呼吸机相关性肺炎预防、诊断及治疗指南[J].中华内科杂志,2013,52(6):524-543.

62. 中华医学会呼吸病学分会呼吸治疗学组.机械通气时雾化吸入专家共识(草案)[J].中华结核和呼吸杂志,2014,37(11):812-815.

63. 王晓萍,田丽,李茵.预防呼吸机相关性肺炎集束化干预策略的研究现状[J].中华护理杂志,2015(09):1113-1116.

64. 陈文婷,沈辛西,施雁.医院获得性肺炎的发病现状及危险因素研究进展[J].中国实用护理杂志,2014,30(29):5-8.

65. 江方正,张靖宜,叶向红,等.机械通气患者声门下吸引的护理进展[J].解放军护理杂志,2017(03):42-46.

66. 中华医学会呼吸病学分会.雾化吸入疗法在呼吸疾病中的应用专家共识[J].中华医学杂志,2016,96(34):2696-2708.

67. AARC Clinical Practice Guidelines. Endotracheal suctioning of me-

chanically ventilated patients with artificial airways 2010[J].Respir Care,2010,55(6):758-764.

68. Munro N,Ruggiero M.Ventilator-Associated Pneumonia Bundle[J]. AACN Advanced Critical Care,2014,25(2):163-175.

69. Amercian Association of Critical Care Nurses.Oral Care for Patients at Risk for Ventilatior-Associated Pneumonia [EB/OL]. https://www.aacn.org/docs/EventPlanning/WB0011/oral-care-patients-at-risk-vap-r44spvmp.pdf.2016-04-01.

70. Speck K,Rawat N,Weiner NC,et al.A systematic approach for developing a ventilator-associated pneumonia prevention bundle[J].Am J Infect Control,2016,44(6):652-656.

71. Restrepo RD,Walsh BK.Humidification During Invasive and Noninvasive Mechanical Ventilation:2012[J].Respiratory Care,2012,57(5):782-788.

72. Rotstein C,Evans G,Born A,et al.Clinical practice guidelines for hospital-acquired pneumonia and ventilator-associated pneumonia in adults[J].Can J Infect Dis Med Microbiol,2008,19(1):19-53.

73. Rello J,Chastre J.Update in pulmonary infections 2012[J].Am J Respir Crit Care Med,2013,187(10):1061-1066.

74. Scott SS,Kardos CB.Community-acquired,health care-associated,and ventilator-associated pneumonia:three variations of a serious disease [J].Crit Care Nurs Clin North Am,2012,24(3):431-441.

75. Kalil AC,Metersky ML,Klompas M,et al.Executive Summary:Management of Adults with Hospital-acquired and Ventilator-associated Pneumonia:2016 Clinical Practice Guidelines by the Infectious Diseases Society of America and the American Thoracic Society[J].Clin Infect

Dis,2016,63(5):575-582.

76. 陈灏珠,钟南山,陆再英.内科学[M].第 8 版.北京:人民卫生出版社,2013.

77. 陈孝平,汪建平.外科学[M].第 8 版.北京:人民卫生出版社,2013.

78. 中国康复医学会护理专业委员会.神经源性膀胱护理指南(2011年版)[J].中华护理杂志,2011(2):210-215.

79. 陈灏珠.实用内科学[M].第 10 版.北京:人民卫生出版社,1997.

80. 姜安丽.护理学基础[M].北京:人民卫生出版社,2006.

81. 曹伟新,李乐之.外科护理学[M].第 4 版.北京:人民卫生出版社,2012.

82. 尤黎明,吴瑛.内科护理学[M].第 5 版.北京:人民卫生出版社,2012.

83. 中华人民共和国国家卫生和计划生育委员会.尿路感染临床微生物实验室诊断操作规范[S].2016.

84. 中华人民共和国国家卫生和计划生育委员会.导尿管相关尿路感染预防与控制技术指南:WS/T 489—2016[S].2010.

85. Evelyn L,Lindsay E,Nicolle,et al.Strategies to prevent catheter-associated urinary tract infections in acute care hospitals 2014 update[J].Infection Control And Hospital Epidemiology,2014,5(35):464-479.

86. 中华医学会泌尿外科学分会.中国泌尿外科疾病诊断治疗指南[M].北京:人民卫生出版社,2014.

87. 李秀云,邹秀荣.护理技术操作规程及评分标准[M].武汉:湖北科学技术出版社,2005.

88. Hooton TM,Bradley SF,Cardenas DD,et al.Diagnosis,Prevention,and Treatment of Catheter-Associated Urinary Tract Infection in Adults:2009 International Clinical Practice Guidelines from the Infectious

Diseases Society of America[J].Clinical Infectious Diseases,2010,50 (5):625-663.

89. 苏冠华,王朝晖.临床用药速查手册[M].北京:中国协和医科大学出版社,2015.

90. 吴春虎,楼松.协和听课笔记内科学[M].北京:人民军医出版社,2008.

91. 王海燕.肾脏病学[M].北京:人民卫生出版社,2009.

92. 吴欣娟,郑建萍.北京协和医院护理技术操作指南[M].北京:中国协和医科大学出版社,2007.

93. 钱春荣,朱京慈,杨燕妮.国内外延续护理的研究方案及构建[J].中华现代护理杂志,2012,18(21):2481-2484.

94. 袁修银,任俊翠,刘畅.脑卒中患者医院社区家庭延续护理研究进展[J].护理研究,2014(31):3853-3855.

95. 许美丽,王申.国内外延续性护理的发展现状及对策[J].解放军护理杂志,2014(19):28-30.

96. 李晓娟,李惠玲.延续性护理实践研究进展[J].中华现代护理杂志,2014,49(17):2164-2166.

97. 梅玲明,陈翔,姚咸省,等.依托双向转诊平台开展延续护理干预的实践[J].中国护理管理,2014,14(6):634-636.